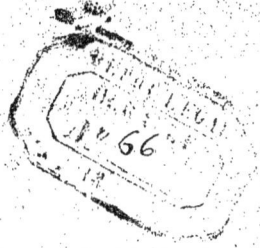

DES

NÉVRALGIES SYPHILITIQUES

Par Léon DIFFRE

DOCTEUR EN MÉDECINE

Lauréat de la Faculté de Montpellier (1er Prix)
Lauréat de la Société médicale d'Émulation (1er Prix)
Secrétaire de cette Société (1882)
Ancien interne intérimaire des Hôpitaux
Membre de la Société de Médecine et de Chirurgie pratiques de Montpellier

MONTPELLIER

TYPOGRAPHIE ET LITHOGRAPHIE BOEHM ET FILS

ÉDITEURS DU MONTPELLIER MÉDICAL, DE LA REVUE DES SCIENCES NATURELLES.
IMPRIMEURS DE LA GAZETTE HEBDOMADAIRE DES SCIENCES MÉDICALES

1884

DES

NÉVRALGIES SYPHILITIQUES

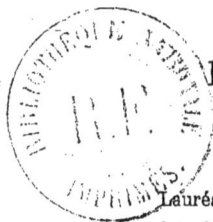

Par Léon DIFFRE

DOCTEUR EN MÉDECINE

Lauréat de la Faculté de Montpellier (1er Prix)
Lauréat de la Société médicale d'Émulation (1er Prix)
Secrétaire de cette Société (1882)
Ancien interne intérimaire des Hôpitaux
Membre de la Société de Médecine et de Chirurgie pratiques de Montpellier

———————

MONTPELLIER

TYPOGRAPHIE ET LITHOGRAPHIE BOEHM ET FILS

IMPRIMEURS DE LA GAZETTE HEBDOMADAIRE DES SCIENCES MÉDICALES
ÉDITEURS DU MONTPELLIER MÉDICAL, DE LA REVUE DES SCIENCES NATURELLES,

1884

A MON GRAND-PÈRE

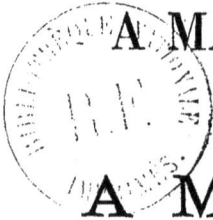

A MA GRAND'MÈRE

A MON PÈRE

Juge de paix.

A LA PLUS TENDRE DES MÈRES

A MES SŒURS CHÉRIES

A MON FRÈRE

Étudiant en Pharmacie.

L. DIFFRE.

A mon Oncle Léon DIFFRE

Ancien Procureur Général à la Cour de Toulouse,
Chevalier de la Légion d'Honneur,

ET A SA FAMILLE

A mon Oncle Jules LAFFAGE

Docteur en Médecine, et à sa Famille.

A mon cousin Eugène LAFFAGE

Docteur en Médecine.

A Monsieur le Docteur CAISSO

ET A SA FAMILLE

Je ne perdrai jamais le souvenir de
vos bontés, et votre amitié me sera
toujours bien précieuse.

L. DIFFRE.

A MON PRÉSIDENT DE THÈSE

Monsieur le Professeur ESTOR

A MON EXCELLENT MAITRE

Monsieur le Professeur COMBAL

Vous vous êtes toujours arrangé de
manière à ce que je ne puisse pas
trouver d'expression de reconnaissance.

A Monsieur le Professeur GRASSET

Bien faible témoignage de ma gratitude.

A Monsieur le Professeur DUBRUEIL

A MESSIEURS LES PROFESSEURS AGRÉGÉS

Pécholier, Bourdel, Gayraud, Batlle, Chalot, Lannegrace

L. DIFFRE.

A Monsieur le Chanoine **ROUX**

Docteur en Théologie.

A MON AMI

Roberto Teixeira **D'ASSUMPÇAO**

Saô Paôlo (Brésil).

A TOUS MES MAITRES

A MES PARENTS

A MES AMIS

L. DIFFRE.

PRÉFACE.

Les manifestations de la syphilis, si nombreuses dans leurs espèces et leurs variétés, si intéressantes dans leur évolution et si graves bien souvent par leurs conséquences, ont de tout temps préoccupé, à juste titre, les praticiens et exercé leur sagacité et leur esprit clinique.

Des études plus ou moins détaillées de chacune des manifestations syphilitiques ont été faites, et bon nombre de travaux ont été publiés pour faire connaître ces masques divers sous lesquels se dissimule la syphilis.

Une des formes bizarres que peut revêtir ce protée est la forme névralgique ; ces névralgies peuvent être produites par le *voisinage d'une lésion*, par *altération du nerf* (névrite), ou enfin elles peuvent être *essentielles*. Nous nous occuperons spécialement de ces dernières dans notre travail ; mais, comme il est très difficile bien souvent, pour ne pas dire toujours, de différencier une névralgie essentielle d'une névralgie par névrite ou par compression, celles-ci entreront également dans le cadre de notre étude.

Les publications faites sur les névralgies syphilitiques sont encore fort incomplètes, et il nous aurait paru téméraire de choisir pour sujet de notre Thèse inaugurale une étude aussi difficile, et bien puéril aussi de venir apporter le faible tribut de nos efforts au développement de ce chapitre si intéressant de la pathologie syphilitique, si nous n'avions pas compté sur l'indulgence de nos Juges et les sages avis de nos Maitres.

Ayant eu l'occasion d'observer dans le service de notre excellent Professeur M. Combal deux cas de douleurs névralgiques guéries par le traitement antisyphilitique, nous avons été tellement frappé de ce succès, que l'on n'osait déjà plus espérer, que nous avons résolu de nous faire l'écho de notre Maître en éveillant l'attention des médecins sur ce sujet. Nous avions déjà décidé de traiter cette intéressante question dans notre Thèse inaugurale, lorsque nous avons trouvé nos deux dernières observations personnelles.

Dans notre travail, nous dirons bien peu de choses nouvelles, nous ne nous le dissimulons pas ; mais notre but est modeste. Nous n'avons pas la prétention de faire faire un pas à la science pour la connaissance de la syphilis ; nous voulons seulement fixer ceux qu'elle a déjà faits, et bien marquer les limites de ce qu'elle possède sur cette frontière, depuis ses conquêtes les plus récentes. Nous résumerons ce qui a été déjà fait ; à mesure que nous reverrons le chemin parcouru, nous interpréterons de notre mieux les différentes observations qui ont été publiées jusqu'à ce jour sur ce sujet ; nous signalerons les travaux que ces observations ont suggérés ; et enfin, à un point de vue plus pratique, nous attirerons l'attention des médecins sur cette manifestation, probablement très fréquente, mais peut-être trop souvent méconnue, de la syphilis.

Les observations de névralgies syphilitiques relatées dans les ouvrages ne sont pas nombreuses, il faut bien l'avouer, et on est même étonné de rencontrer une pareille pénurie de faits lorsqu'on parcourt les publications des auteurs qui n'en parlent que pour les mentionner, sans avoir l'air de leur prêter beaucoup d'importance. Il semble, à les entendre, que lorsqu'on est en présence d'une névralgie, on ne doit penser à la syphilis qu'en dernier ressort, après avoir épuisé, pour la guérir, toutes les ressources de la thérapeutique. Aussi, que de malheureux qui doivent à de si beaux principes l'avantage de prolonger leur martyre pendant des années, alors que quinze jours d'un traitement bien institué les débarrasserait déjà de ces douleurs atroces qui rendent la vie intolérable !

Qu'un malade présente une éruption de papules cuivrées à tendance plus ou moins circulaire, qu'il soit porteur d'une exostose, d'un onyxis avec suppuration fétide, qu'il soit atteint d'une ataxie locomotrice : dans ces différents cas, le médecin pensera tout de suite à la syphilis, et son interrogatoire tendra à élucider ce point d'étiologie. Mais qu'un autre malade, une femme surtout, accuse une névralgie du trijumeau par exemple, on ne manquera pas de s'enquérir de toutes les causes vulgaires qui peuvent provoquer cette douleur, telles que rhumatisme, refroidissement, dent cariée, etc.; on pensera bien souvent à tout, excepté à la syphilis.

Et gardez-vous d'aller appeler l'attention du praticien, ainsi égaré, sur l'existence possible de la syphilis chez sa malade ! il vous dira, en souriant ironiquement, que vous êtes encore de ceux qui font la syphilis le bouc émissaire qui doit tout porter, que pour vous il n'est pas d'acte morbide qui ne soit d'origine syphilitique, et que dans toutes les maladies la seule indication que vous voyez est celle que remplit le mercure.

Je n'ignore pas, il est vrai, que bien souvent, lorsqu'on défend une théorie quelle qu'elle soit, on la soutient jusqu'à l'exagération, et qu'il n'existe pas encore, en médecine comme en toute autre partie de la science, de bonne chose dont on n'ait abusé.

Mais est-ce une raison pour tomber dans l'excès contraire et pour rayer d'une façon aussi indifférente du chapitre de l'Étiologie une cause qui tant de fois a nettement prouvé qu'elle avait droit à quelque considération ? Mais terminons là des discussions purement théoriques pour passer à l'étude des faits. Qu'ils deviennent eux-mêmes les juges de la question, et ne nous laissons convaincre que si la vérité nous paraît irrécusable.

A part les Observations que l'on trouvera consignées dans notre Thèse, nous publions, à la fin de notre travail, trois Tableaux synoptiques, qui résument les principaux faits que les auteurs ont signalés. Ces Tableaux permettront d'embrasser d'un coup d œil les analogies que ces faits présentent et épargneront peut-être à l'avenir beaucoup de temps et de peine à ceux qui voudront pousser plus loin les recherches que nous avons commencées. C'est dans ce but d'ailleurs que nous avons cru utile d'en faire la publication.

INDEX BIBLIOGRAPHIQUE.

BALLONIUS. — Opera omnia medica, tom. I, pag. 6. Genevæ, 1762. Epidemiorum et Ephemeridum, lib. I.

BAGLIVI. — Opera omnia. Lugduni, 1745, pag. 206.

J.-J. PLENCK. — Doctrina de morbis venereis. Viennæ, 1779, p. 139. Ischias venerea.

WATON. — Journal de Médecine, Chirurgie et Pharmacie, mars 1793, tom. XCIII, pag. 233-242. — Recueil périodique de la Société de Médecine de Paris, tom. IV, an VI, 1798, pag. 185.

CIRILLO. — Traité complet des maladies vénériennes, traduit de l'italien par M. Ed. Auber. Paris, 1803, pag. 340.

MASIUS. — Journal der praktischen Arzneykunde, von W. Hufeland, 37 B., 3 St., pag. 109, sept. 1813.

HUFELAND. — Journal, tom. XXV, pag. 25 ; obs. traduite par Halliday. Considérations pratiques sur les névralgies de la face. Paris, 1836, pag. 24 ; obs. 2.

LAGNEAU (père). — Maladies syphilitiques, 1827.

WALLEIX. — Traité des névralgies, 1841.

COURTY. — Journal la Clinique de Montpellier, 1er février 1844, pag. 2.

MINICH de Padoue. — Annales de Thérapeutique publiées par Rognetta, fév. 1848, tom. V, pag. 422.

FRANCESCHI. — Il Raccoglitore medico ; obs. rapportée dans la Gazette médicale, 1848, pag. 614.

VAULPRÉ. — 1851. Bulletin gén. de Thérapeutique, tom. XLII, pag. 74. Quelques faits de névralgies syphilitiques.

BERTHERAND. — 1852. Maladies vénériennes. — Recherches sur les névralgies syphilitiques. (Journal de Méd., Chirurg. et Pharmacologie publié par la Société des Sciences médicales et naturelles de Bruxelles, 33e vol. pag. 35 ; 22e obs.

PIORRY. — 1853. Mémoire sur les affections du rachis désignées sous le nom de mal de Pott. (Moniteur des Hôpitaux, 17 mai, pag. 470, 3°.

YVAREN. — 1854. Des métamorphoses de la syphilis.

GROS et LANCEREAUX. — Affections nerveuses syphilitiques. Prix Civrieux, 1859.

LANCEREAUX. — Traité de la syphilis, pag. 500.

LAGNEAU (fils). —Maladies syphilitiques du système nerveux. Paris.

ZAMBACO. — 1862. Affections nerveuses syphilitiques.

TROUSSEAU.— 1864. Cliniques de l'Hôtel-Dieu ; chap. des Névralgies syphilitiques, tom. II, pag. 408.

VAN LAIR. — 1866. Des névralgies, leurs formes et leur traitement. Bruxelles.

CASTAN. — 1867. Des diathèses, pag. 448.

DAVIDOGLOU. — 1868. Thèse de doctorat. Paris. Gazette des Hôpitaux, 1871, 2 décembre. Deux cas de névralgies cervico-brachiales nocturnes.

ANSTIE. — 1871. 9 décembre. Medical Times and Gazette. Medical Times and Gazette, 1872 (24 août). Névralgie et syphilis.

RIGAL. — 1872. Causes et pathogénie des névralgies. Thèse d'agrégation (section de Médecine).

CROSS. — 1872. Maladies syphilitiques du système nerveux. (American Journal of Syph. and Derm., n° 3.)

FOURNIER. — 1873. Leçons sur la syphilis.

CHAPMAN. — 1874. Neuralgia and Kindred diseases of the nervous system ; their nature, causes, and treatment. London.

DESHAYES. — 1874. Gazette des Hôpitaux, février. Névralgies syphilitiques.

MAURIAC. — 1876. Mémoire sur les affections syphilitiques précoces des centres nerveux. (Annales de Dermatologie, tom. VI.)

BARRET. — 1876. Du tic douloureux. Thèse de doctorat, août. Paris.

LOUBAT. — 1877. Syphilis secondaire du système nerveux. Thèse de doctorat. Paris.

CAIZERGUES. — Myélites syphilitiques. Thèse de Montpellier, 1877.

GRASSET. — Traité des maladies nerveuses (art. Névralgie).

MAROTEL. — Manifestations nerveuses de la syphilis. Thèse de doctorat. Paris, 1879.

JUMON. — Sur les syphilis ignorées. Thèse de doctorat. Paris, 1880.

GALLIARD. — 1883. Archives générales de Médecine de Duplay, pag. 734, décembre. Des névralgies syphilitiques, par Seelig Muller. (Deutsch med. Woch., n° 43.)

VAN HARLINGEN (de Philadelphie). —1883. Encyclopédie internationale de Chirurgie, tom. I, fasc. 5, p. 666. Névralgies syphilitiques.

DUBOIS. — 1884. De la sciatique dans la syphilis. Thèse de doctorat. Paris, février.

NÉVRALGIES SYPHILITIQUES

HISTORIQUE.

Les névralgies syphilitiques ont été pendant bien longtemps méconnues, et il faut arriver à la seconde moitié de notre siècle pour voir les droits de la syphilis défendus par les auteurs. Auparavant, il n'y avait qu'un petit nombre de praticiens qui admettaient cet état morbide dans le cadre étiologique des névralgies, et, de nos jours encore, tout en acceptant volontiers l'existence de douleurs produites par des exostoses, des gommes ou d'autres lésions du voisinage, beaucoup de médecins se refusent absolument à reconnaître à la syphilis la paternité de certaines névralgies essentielles, et nous verrons quels sont les arguments qui servent de base à leur doctrine.

Baillou est le premier qui diagnostique clairement une névralgie syphilitique : « Vidimus dolores lateris perpetuos », dit cet auteur, « sed qui nocte urgerent, nullis cessere remediis. Quum »remedii inopes essemus, de lue venerea suspicio fuit. » (*Ballonius, Opera omnia medica*, tom. I, pag. 6 ; Genevæ, 1762 ; *Epidemiorum et Ephemœridum*, lib. I [1].)

Et plus loin : « Nobilis vir annos 23 natus, cladem gallicam pa-

---

[1] Guillaume Baillou mourut en 1616.

»tiebatur; dolor erat ad nothas costas qui non nisi post illinitionem
»evanuit. Præcesserat ulcus malignum in pene. Præter pustulas
»neapolitanas, aderat dolor ad sinistrum hypocondrum quod
»tandem occupavit nothas costas. » (Ballonius.)

Après lui, Baglivi rapporte un cas de sciatique syphilitique :
« Nobilem virum gravi ischiade laborantem nuperrime curaba-
»mus, irritisque optimis præsidiis, desperabamus de salute
»recuperandâ, cum vero per transennam nobis subindicasset,
»de viginti adhuc annis bubonibus gallicis male affectum fuisse,
»statim suspicionem dedit ischiadem à fomite gallico pendere ;
»quamobrem præscripto decocto sarsæparillæ, antimoni crudi,
»corticisnucum, etc., paucis diebus interjectis à gravi ischiade
»perfectè convaluit. » (Baglivi, *Opera omnia*. Lugduni, 1745,
pag. 206 [1].)

Plenck cite un autre cas de sciatique qu'il guérit par le mercure : « Duos vidi militum præfectos, quorum quilibet à bubone
»sinè mercurialibus resoluto claudicabat et levi dolore ischiatico
»laborabat. Unum qui à tribus mensibus ægrotabat, intrà mensem
»fere mercuris gummoso et purgantibus integrè sanavi. » (J.-J.
Plenck, *Doctrina de morbis venereis;* Viennæ, 1779, pag. 139.
Ischias venerea [2].)

Plus tard, Waton, Cirillo, Masius, Hufeland nous laissent des
observations intéressantes qu'on retrouve dans notre travail.
En 1827, Lagneau (le père) croit à l'existence de névralgies essentielles de nature syphilitique, mais il n'en donne pas d'observations. En 1841, Valleix, dans son *Traité des névralgies*, dit
à la page 141 : « Dans aucun cas on n'a pu attribuer la maladie
au virus syphilitique ». Et ainsi cet auteur reste réfractaire à
l'opinion des auteurs que nous avons déjà cités.

Mais en 1843, à Montpellier, où on a toujours, et à bon droit,

---

[1] Cet auteur mourut en 1707.

[2] Les quatre observations de Baillou, de Baglivi et de Plenck se trouvent consignées dans le livre de Lagneau sur les Affections syphilitiques, Obs. 9, 10, 22 et 39.

donné beaucoup plus d'importance au fond de la maladie qu'à
sa forme, où on a toujours su rechercher derrière l'acte morbide
l'état morbide qui le produisait, où on a cherché à guérir l'effet en
s'adressant directement à la cause ; où on a toujours fait, en un
mot, la vraie médecine, la seule raisonnée, la seule clinique, le
professeur Lallemand, ayant à traiter une névralgie rebelle chez
un soldat syphilitique, rattache, dans son esprit, cette névralgie
à la diathèse dont est porteur son malade ; il lui donne un traite-
tement mercuriel, et il le guérit.

En 1848, Minich et Franceschi publient dans les journaux
italiens des observations de névralgies frontales. Trois ans après,
Vaulpré insère dans le *Bulletin général de Thérapeutique* trois
faits des plus probants.

En 1852, Bertherand nous signale aussi des névralgies syphilitiques, mais celui-ci semble vouloir rester hérétique, car il
paraît n'admettre que des névralgies symptomatiques de tumeurs. Il dit en effet : Les névralgies attribuables au virus syphilitique sont plus communes que les névroses, en raison du
plus grand nombre de nerfs qui à leur origine, comme dans le
trajet, peuvent être *comprimés* par des tumeurs vénériennes des
os, du périoste, etc...

L'année suivante, le professeur Piorry cite un cas de sciatique
syphilitique symptomatique d'une exostose. Et enfin, en 1854,
Yvaren publie son livre des *Métamorphoses de la syphilis*. C'est
la première fois qu'il est donné des détails sur les névralgies
syphilitiques. Dans son excellent livre, l'auteur cite plusieurs
observations recueillies dans les ouvrages ou à lui personnelles,
et il démontre très bien l'intérêt que présente cette manifestation de la syphilis dans le long chapitre qu'il lui consacre.

Le mouvement était donné. A partir de ce moment, les ouvrages sérieux de syphilographie s'étendent assez longuement
sur les névralgies spécifiques. Et c'est ainsi que Gros et Lancereaux, Lagneau (fils) et Zambaco, dans leurs ouvrages sur

es *Affections nerveuses syphilitiques*, donnent tous les caractères cliniques de ces névralgies, en rapportent de nombreuses obser-vations et en indiquent le traitement.

Depuis, en France comme à l'étranger, la plupart des prati-ciens admettent la nature spécifique de certaines névralgies, et dorénavant on ne manquera plus de signaler cette diathèse au chapitre de leur étiologie.

C'est ainsi que van Lair en Hollande, Anstie, Chapman et Balfour en Angleterre, Cross en Amérique, Rigal et Fournier en France, se font les défenseurs de cette doctrine, qui a pour elle la clinique et les suffrages des meilleurs praticiens.

ÉTIOLOGIE.

Nous devons nous demander maintenant s'il existe des raisons pour que chez un individu en puissance de syphilis, c'est-à-dire ayant eu des accidents primitifs depuis quelque temps, il se dé-veloppe une névralgie plutôt que toute autre manifestation syphi-litique.

Il semble en effet très logique d'admettre que, puisque chez certains individus la syphilis produit des manifestations ner-veuses, et chez certains autres, par exemple, des manifestations cutanées, il doit exister un état particulier de l'organisme, géné-ral ou local, différent chez les premiers et chez les seconds, et entraînant des manifestations différentes. Si tous les organismes en puissance de syphilis se ressemblaient, si les constitutions, les tempéraments, les sexes, les âges étaient ramenés à un type unique, toujours le même, la syphilis, dans ce cas, serait tou-jours identique à elle-même, elle présenterait chez tous des manifestations analogues ; et ce qui fait précisément la diversité des formes qu'elle revêt, c'est la diversité des terrains sur les-

quels elle s'abat. Étant donné que la constitution, le tempérament, le sexe, l'âge, les influences atmosphériques, peuvent par
leur variété produire des quantités d'organismes différents entre
eux, répugne-t-il d'admettre que chacun de ces organismes
traduit la vérole à sa façon, et par suite n'a-t-on pas là une explication suffisante de l'innombrable diversité des manifestations
syphilitiques ? La syphilis est une, mais le nombre de ses manifestations est incalculable.

Donc, notre étude doit avoir pour but l'étude des causes qui
font varier cet état particulier de l'organisme qui tient sous son
influence et qui dirige l'évolution de la syphilis chez les malades
atteints de névralgies syphilitiques. C'est une analyse difficile à
faire, il faut bien le reconnaître, et elle ne doit reposer que sur
les faits.

Aussi, à mesure que nous signalerons une cause, nous la
soumettrons à l'épreuve des faits et nous ne l'admettrons que si
les observations que nous avons recueillies en rendent raison.

Et d'abord, nous diviserons les causes de névralgies syphilitique, d'après la méthode classique, en causes prédisposantes,
occasionnelles et déterminantes.

La grande cause déterminante et indispensable, que nous pouvons mettre tout de suite à part puisque nous ne nous occupons que d'elle dans notre travail, c'est la syphilis. Celle-ci ne
sera pas, comme les autres, l'objet d'un paragraphe spécial, parce
que notre Thèse tout entière n'est qu'un plaidoyer en sa faveur.

Maintenant donc, étant donné que nous ne nous occupons
que de malades syphilitiques, quelles sont les causes qui pré-
disposent ces individus à contracter des névralgies ? Ici entrent
les questions d'âge, de sexe, de profession, de complexion, de
tenpérament, de constitution, d'habitudes, d'habitations, de
climats, de saisons, de diathèse, d'antécédents héréditaires et
personnels, etc.

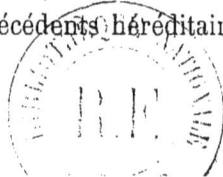

Nous classerons donc toutes ces causes prédisposantes ainsi que l'indique le tableau suivant :

1° Causes prédisposantes générales. — Chaleur atmosphérique, humidité, vents, saisons, localités.

2° Causes prédisposantes individuelles.— Celles-ci résultent des conditions héréditaires, physiologiques et pathologiques de chaque individu.

Conditions héréditaires	Conditions physiologiques	Conditions pathologiques
Nervosisme.	Age.	Coïncidence d'une autre diathèse (rhumatisme, goutte).
Apoplexie.	Sexe.	Irritation par gommes, exostoses, tubercules.
Congestion cérébrale	Races.	toses, tubercules.
Maladies mentales.	Professions	Influence des traitements antérieurs.
	Habitudes.	
	Excès.	

Enfin nous terminerons le chapitre par l'étude des causes occasionnelles : froid, traumatisme, compression, congestion, inflammation, etc.

1° CAUSES PRÉDISPOSANTES.

Les causes prédisposantes générales sont celles qui résultent du milieu dans lequel vit l'individu. En première ligne, nous devons citer la chaleur atmosphérique, qui, associée à l'état d'humidité de l'air, constitue une des causes les plus importantes qui puissent préparer l'organisme à réaliser une névralgie.

C'est aux divers modes d'association de ces deux éléments que sont dues les influences diverses des saisons et des localités. Il est notoire que c'est pendant les saisons froides, ou tout au moins les saisons à température variable, telles que le printemps et l'automne, que les névralgies sévissent avec le plus de fréquence. Nous ne voulons pas dire par là que le froid et l'humidité agissent ici comme dans les névralgies d'origine rhumatismale, dans lesquelles ces éléments suffisent, non seulement à déterminer l'apparition de la névralgie, mais encore à faire naître la diathèse rhumatismale, chez un individu qui y est exposé pendant longtemps. Le froid est donc, pour les névralgies rhumatismales, tout à la fois cause prédisposante, déterminante et occasionnelle. Dans les névralgies où la syphilis devient la cause déterminante, le rôle du froid se limite à la production des causes prédisposantes et occasionnelles. Nous reconnaissons donc qu'il y a une différence à établir, mais nous ne croyons pas qu'on puisse nier la prédisposition que donne le froid dans le cas des névralgies syphilitiques. Et on comprend alors que les localités puissent avoir des influences diverses sur ces névralgies, suivant leur plus ou moins grande altitude, suivant leur distance plus ou moins grande de la mer, etc.

Les causes prédisposantes individuelles, qui sont de beaucoup les plus importantes, résultent, nous l'avons dit, des conditions héréditaires, physiologiques et pathologiques de chaque individu. Il est impossible de trouver dans les quelques auteurs ui parlent des névralgies syphilitiques des renseignements permettant d'établir une corrélation entre les antécédents héréditaires et la manifestation de la syphilis, dont nous nous occupons. Personne n'en dit mot, et dans beaucoup d'observations il n'est pas même parlé des antécédents héréditaires. Pour notre part, nous avons interrogé nos malade à ce point de vues et nous avons comblé cette lacune dans nos observations; nous avons pu constater ainsi que la femme dont nous parlons (Obs. I) avait un père rhumatisant ; que le marchand ambulant avait perdu son père à la suite d'une attaque d'apoplexie, et que nos deux autres malades avaient eu des parents très sains. Nous croyons donc que, sans que l'hérédité soit indispensable, elle peut cependant jouer un certain rôle dans la production de ces névralgies, et qu'il ne faut pas s'étonner si on les rencontre chez des descendants de personnes atteintes de nervosisme, de maladies mentales, d'hémiplégie, etc.

Parmi les conditions physiologiques qui ont le plus d'influence sur la production des névralgies syphilitiques, on doit citer surtout

l'*âge* et le *sexe*. La femme est infiniment plus sujette à cette manifestation, au dire de Fournier (dans nos observations toutefois,
il y a plus d'hommes que de femmes), et surtout lorsqu'elle est
aux grandes époques de la vie sexuelle, telles que la puberté, la
grossesse, la ménopause et tous les mois au moment de la
menstruation. Il est incontestable qu'à ces divers moments de la
vie son système nerveux est beaucoup plus irritable, et elle est
par conséquent plus sujette à voir des troubles survenir de ce
côté-là.

L'enfance et la vieillesse sont les deux points extrêmes de la
vie où on trouve le moins de névralgies, et beaucoup d'auteurs
ont prétendu que les enfants n'éprouvaient pas de douleurs névralgiques. Il est vrai que chez les enfants très jeunes il est difficile de reconnaître une névralgie, parce que les petits malades
ne donnent pas de renseignements bien précis sur ce qu'ils
éprouvent; mais on sait que les troubles nerveux sont très fré-
quents à cet âge et que les convulsions, par exemple, accompagnent toutes leurs maladies; le système nerveux de l'homme
avant la puberté est aussi sensible que celui de la femme adulte,
et il n'y a par conséquent rien d'étonnant à ce que l'on trouve
chez lui, à ce moment-là, des troubles qu'on trouve chez elle
beaucoup plus tard.

Quant aux *races*, ce sont celles qui vivent dans les pays où le
système nerveux est le plus impressionnable qui doivent avoir
la plus grande prédisposition aux névralgies. Dans les pays
froids, on sait que les maladies nerveuses sont moins communes
que dans les pays chauds et les pays tempérés.

Les *professions* jouent aussi un grand rôle dans la production
des névralgies. Celles qui obligent à vivre dans des endroits froids
et humides, à subir les intempéries de l'air, qui exposent aux re-
froidissements brusques, qui, nécessitant une vie sédentaire,
favorisent le développement de l'anémie ; toutes ces professions

engendrent la prédisposition. C'est ainsi que les marchands de vin, les cuisinières, les soldats, les marins, les employés de bureaux, les couturières, y sont particulièrement sujets.

Enfin les *excès* de tous genres exercent aussi une très grande influence sur la production des névralgies, en débilitant l'organisme et donnant une plus grande excitabilité au système nerveux.

Nous passons maintenant à l'étude des conditions pathologiques qui peuvent avoir des rapports avec le développement des névralgies.

1° *Coïncidence d'une autre diathèse.* — La syphilis est une maladie diathésique qui peut s'abattre sur un individu absolument sain, comme sur un individu placé déjà sous le coup d'une diathèse, c'est-à-dire que la diathèse syphilitique peut venir s'ajouter, chez le même individu, à la diathèse rhumatismale, par exemple. Et on comprend alors qu'elle revête chez cet individu une forme plus spécialement rhumatismale, caractérisée beaucoup plus par des douleurs que par les éruptions ou les manifestations syphilitiques ordinaires. Cette syphilis prendra alors la forme du rhumatisme syphilitique, des névralgies, des courbatures, etc...

Et ce que nous disons de la diathèse rhumatismale, nous pourrions le dire de la tuberculose, de la scrofule, de la goutte, etc.

2° *Irritation produite par une gomme, des tubercules ou une exostose.* — Cette influence est assez généralement admise par tout le monde, pour que nous puissions ne faire que la signaler.

3° Vient enfin *l'influence des traitements antérieurs.* — Bien souvent, ainsi que nous l'avons dit dans notre Préface, ce n'est que lorsqu'on a épuisé toutes les ressources de la thérapeuti-

que qu'on s'aperçoit qu'on a à traiter un malade syphilitique ;
mais les divers traitements qu'on lui a déjà fait subir n'ont servi
qu'à le débiliter, à l'anémier, et ont par suite favorisé puissam-
ment le développement des névralgies. Que de syphilitiques
méconnus, qui, bien portants d'abord lorsqu'ils se sont mis
entre les mains des médecins, sont arrivés déjà à un degré
d'amaigrissement et de faiblesse considérables lorsqu'on a commencé à s'apercevoir qu'ils étaient syphilitiques ! Ou d'autres,
qui ont été traités dès le début par les spécifiques, mais qui
les ont abandonnés trop tôt pour être suffisamment guéris, trop
tard pour ne pas ressentir les effets anémiants du mercure !
Cette influence des traitements antérieurs mal dirigés ou insuf-
fisants n'est pas discutable, et on en voit tous les jours des
exemples.

2º CAUSES OCCASIONNELLES.

Les causes occasionnelles, dit Jaumes, sont celles qui produisent sur l'organisme une action appréciable, d'où résultent des
phénomènes morbides évidents. — Les plus importantes pour
les névralgies sont l'action brusque du froid, les courants d'air,
le passage d'un climat chaud dans un climat froid ; en un
mot, tout ce qui résulte d'un abaissement rapide de la température.

Le traumatisme sous toutes ses formes produit le même effet
en imprimant une secousse au système nerveux : un choc, une
chute, ou simplement un grand bruit, une lumière trop intense,
une émotion trop vive, agissent dans ce sens.

Enfin, une congestion ou l'inflammation d'un organe voisin
d'un nerf doivent entrer aussi dans le cadre des causes occasionnelles.

Telles sont les causes qui peuvent amener la production d'une
névralgie chez un syphilitique ; toutefois il ne faut pas oublier

que beaucoup de névralgies se produisent sans que nous puissions les rattacher à une des causes que nous venons de signaler. La cause vraie nous échappe bien souvent.

SYMPTOMATOLOGIE.

Avant d'entreprendre l'étude des signes qui nous permettent de reconnaître une névralgie syphilitique, nous devons dire ce que nous entendons par névralgie syphilitique et bien délimiter, si la chose est possible, le domaine de ces névralgies. Toute douleur ne constitue pas une névralgie, et parmi les différentes formes de douleurs syphilitiques il nous faut seulement arrêter à la douleur névralgique.

Les auteurs sont loin d'avoir une opinion identique sur les névralgies. Les uns ne veulent voir sous ce titre que des maladies *purement fonctionnelles*, et excluent systématiquement toutes les affections douloureuses des nerfs, avec lésion anatomique appréciable ; les autres font entrer dans le cadre des névralgies tous les états morbides caractérisés par une douleur paroxystique rémittente ou intermittente, dont le siège serait limité aux troncs et aux rameaux, quelle que soit d'ailleurs la cause qui les engendre. Dans le premier camp, se rangent Valleix, les auteurs du *Compendium* (Monneret et Fleury), Grisolle et van Lair. Les partisans de la seconde opinion sont beaucoup plus nombreux : Chaussier, Axenfeld, Niemeyer, Jaccoud et tous les auteurs classiques les plus récents.

Nous rangeant parmi ce dernier groupe, nous disons nous aussi que la névralgie est produite par une altération anatomique ou fonctionnelle d'une branche nerveuse, altération dont le siège primitif se trouve entre les racines sensitives de cette branche et ses dernières ramifications, ou bien dans les centres nerveux. Van Lair désigne sous le nom de douleurs névralgiques centrales la céphalée ordinaire, ainsi que certaines douleurs ressemblant à des douleurs ostéocopes, et dans lesquelles certains auteurs n'ont pas voulu reconnaître de lésion matérielle. Mais comme dans ces névralgies *sine materiâ* plus la douleur est ancienne, et plus elle est intense au niveau du point douloureux, Gros et Lancereaux ont affirmé qu'elles étaient l'indice d'une lésion organique; d'un autre côté, Ricord soutient que s'il y avait lésion organique la douleur diminuerait en vieillissant. Et Bedel, qui tient le milieu entre ces deux opinions, dit que les douleurs ostéocopes sans lésions appréciables peuvent être regardées comme des cérébralgies syphilitiques probablement prodromiques de la syphilis cérébrale.

Il y a donc, dit van Lair, deux espèces de douleurs céphaliques essentielles : la céphalée prodromique, qui constitue un des premiers effets de l'intoxication syphilitique, et que l'on constate au début.de la deuxième période ; et la céphalée avant-coureur de la syphilis cérébrale, qui survient au début de la troisième période.

Leurs signes différentiels sont les suivants : la première est moins fixe, son siège varie à chaque accès ; elle est tantôt superficielle, tantôt profonde; son point de départ est mal défini, et la pression ne l'exagère pas. Enfin quelquefois elle peut coïncider ou alterner avec d'autres douleurs dans d'autres points du corps (douleurs rhumatoïdes de Ricord).

La seconde est fixe, naît toujours au même endroit, et le malade indique toujours le même point du crâne lorsqu'on lui demande où se trouve la douleur ; cette douleur est superficielle, et la pression l'exagère d'une façon quelquefois atroce ; enfin, Diday prétend que les symptômes propres à cette céphalée consistent en crises atroces.

Quoi qu'il en soit, ces différentes douleurs, bien que pouvant être classées dans les névralgies syphilitiques, ne nous arrêteront pas dans notre étude, pas plus que les rachialgies syphilitiques de

Bertherand, qui sont également centrales, qui sont caractérisées par des douleurs vives dans les membres inférieurs, qui sont quelquefois suivies de paralysie, et qui bien souvent ne présentent pas de lésion appréciable de la moelle et de ses enveloppes.

Nous nous occuperons donc spécialement des névralgies proprement dites siégeant sur le trajet des nerfs, et nous n'insisterons pas davantage sur les deux formes de céphalée dont nous avons parlé et les rachialgies qui sont d'origine encéphalique et médullaire.

Nous éliminerons aussi toutes les douleurs autres que les névralgies : ainsi, les courbatures, le rhumatisme syphilitique, qui sont d'origine musculaire ; les douleurs propres des manifestations tertiaires, telles que les douleurs ostéocopes, qui sont d'origine osseuse ; les douleurs de l'iritis, les douleurs viscérales, etc., etc., et notre étude se trouve ainsi limitée à l'étude des douleurs névralgiques ou névralgiformes (Fournier), abstraction faite de la cause qui peut provoquer ces douleurs.

La névralgie étant une altération des nerfs, voyons maintenant quels sont les nerfs qui sont le plus souvent intéressés dans la syphilis, et quels sont les signes qui nous permettront de reconnaître qu'il y a réellement altération de ces nerfs ; nous verrons, au chapitre de la Pathogénie, en quoi consistent ces altérations.

Il résulte de nos observations personnelles et des observations recueillies dans les auteurs, que les nerfs le plus fréquemment atteints sont, en les désignant par ordre de fréquence : le trijumeau, le sciatique, les intercostaux, le grand nerf occipital, le plexus cervical superficiel, le lingual, le crural, et dans un cas le honteux interne, branche du plexus sacré.

Les névralgies produites par ces différents nerfs ont des

3

caractères communs et des caractères particuliers à chacune d'elles.

Examinons d'abord les caractères qui sont communs à toutes les névralgies syphilitiques.

Nous avons dit que toute douleur ne constituait pas une névralgie ; mais toute névralgie produit forcément la douleur, puisque la névralgie est la douleur elle-même ; la douleur est donc le symptôme le plus important, le premier dont il faut connaître les caractères, et c'est par lui que nous allons commencer.

Nous allons donc étudier la douleur sous toutes ses formes, son intensité, son siège, les moments où elle se produit, les époques qui la ramènent, la période de la syphilis à laquelle son développement est lié, et en dernier lieu nous verrons quels sont les troubles anatomiques ou fonctionnels qui peuvent l'accompagner.

Type de la douleur.—La douleur peut être continue, intermittente ou rémittente.

La douleur continue est assez rare, et nous savons que le grand caractère des douleurs d'origine nerveuse est l'intermittence. Ce caractère doit se retrouver et se retrouve en effet dans les névralgies syphilitiques ; mais il ne nous sert pas à éclairer la pathogénie, puisque l'on peut voir des névralgies symptomatiques de lésions matérielles graves du tissu nerveux, de névromes par exemple (Trousseau), rester intermittentes alors que la cause qui les détermine est continue (loi de l'épuisement rapide des actions nerveuses). Cependant bien souvent on voit une névralgie qui sera plus tard intermittente débuter par une douleur sourde, continue, gravative, et ne présentant que de très rares exacerbations. C'est là la douleur rémittente.

Plus tard, ces exacerbations augmentent d'intensité, la douleur s'apaise dans l'intervalle de ces exacerbations, et, de continu, le type est devenu intermittent.

Cette douleur qui revient ainsi d'une façon intermittente peut être *spontanée* ou *provoquée*. — Dans le premier cas, après un calme plus ou moins long, il survient brusquement et spontané-ment, c'est-à-dire sans cause apparente et au moment où le malade s'y attend le moins, un véritable accès qui dure de quel-ques secondes à un quart d'heure, qui s'apaise ensuite, dispa-raît complètement, et après quelques instants retrouve toute son intensité. Ces douleurs se reproduisent ainsi plusieurs fois de suite, et la durée totale de ces exacerbations peut être de une à cinq ou six heures. — Dans le second cas, après quelques exa-cerbations spontanées suivies de calme, si au milieu de ce calme on comprime avec le doigt un des points où la douleur semblait naître spontanément quelques instants auparavant, on *provoque* immédiatement la reprise de l'accès, qui sans cet incident ne se serait manifesté peut-être que longtemps après.

Comme on le voit, chez un individu atteint de névralgie syphi-litique, la douleur peut ne revenir que d'une façon spontanée à intervalles plus ou moins éloignés, ou bien elle peut être provo-quée par la pression. C'est là d'ailleurs un caractère de toutes les névralgies en général.

Quant à son intensité, cette douleur peut présenter bien des différences, et les malades ont employé toutes les épithètes possibles pour la caractériser : elle peut être faible, forte, atroce, intolérable ; elle peut être tellement vive que les malades n'ont plus le courage de la supporter, et au moment des crises ils sont pris de sueurs, de syncopes, ou d'autres fois ils ont des idées de suicide, s'élancent vers la fenêtre ; la femme dont nous par-lons dans nos Observations personnelles était littéralement folle de douleur; elle refusait toute boisson, toute nourriture, et elle demandait qu'on l'empoisonnât si on ne pouvait parvenir à amé-liorer son état.

Le capitaine de navire dont nous donnons aussi l'observation souffrait de la façon la plus cruelle toutes les fois que son accès revenait; aussi redoutait-il de parler, de manger, de se laver la figure; en un mot, de faire tout ce qui pouvait provoquer la réapparition de son tic douloureux.

Et à propos de l'intensité de la douleur névralgique, nous devons faire remarquer une petite particularité intéressante : c'est que l'accès de douleur provoqué par la pression est toujours moins intense que l'accès qui est survenu spontanément. Il semble que pendant les moments de calme la douleur soit latente et comme à l'état de tension, mais de tension progressive, ce qui fait que, plus la crise met de temps à se produire, et plus la décharge est pénible.

Quant à sa forme, cette douleur peut être continue, sourde, gravative, lancinante, térébrante, pongitive, déchirante, comparable à une multitude de piqûres d'aiguilles, à un fluide électrique, à une application de fer rouge ; enfin il n'est pas d'images que n'emploient les malades pour exprimer ce qu'ils éprouvent à ce moment-là.

Si nous étudions le siège de la douleur, nous le trouvons généralement sur le trajet d'un nerf tout entier, ou seulement d'une ou plusieurs de ses branches. Cette douleur peut être, suivant les accès, plus ou moins étendue ; mais, alors même qu'elle ne se propage pas jusqu'aux limites extrêmes du nerf, elle présente toutefois un caractère qui ne fait presque jamais défaut, et ce caractère est le suivant : la névralgie présente un ou plusieurs foyers où elle prend naissance et d'où elle s'irradie en suivant les ramifications nerveuses ; ces foyers, très variables suivant les individus, peuvent occuper différents points pour la même névralgie, et nous verrons, à mesure que nous parlerons de chacune d'elles en particulier, quels sont les points où se trouvent le plus souvent ces foyers d'origine.

Quelquefois la douleur peut ne pas quitter le foyer en question ; elle n'occupe que cette partie du nerf et ne présente pas d'irradiations ; c'est là même un signe particulier aux névralgies syphilitiques (Fournier). On comprend que ces cas doivent obscurcir singulièrement le diagnostic de la névralgie, que l'on peut très facilement confondre, par exemple, avec des douleurs ostéocopes, si le siège de la névralgie se trouve sur le crâne. On sait en effet qu'un des grands caractères des douleurs ostéocopes est la fixité de la douleur et son siège limité en un point d'où elle peut s'étendre, tout au plus, à une zone concentrique très étroite, à la façon d'un furoncle.

Voilà terminée ici l'étude de ce que nous pourrions appeler les caractères intrinsèques de la douleur névralgique. Comme on le voit, nous n'avons encore signalé presque aucun symptôme qui fût propre aux névralgies syphilitiques. Ce sont les symptômes ordinaires de toutes les névralgies, quelle que soit leur nature, et, dans l'état actuel de la science, il est absolument impossible de donner un signe réellement pathognomonique de la maladie que nous étudions. Mais nous devons nous rappeler qu'il ne faut pas demander à la clinique de règles qui aient une précision mathématique : le propre de la clinique, c'est de ne pas avoir de règles absolues. F. Bérard a dit : Il n'est pas de signe ni de lésion pathognomonique. Et notre excellent Maître, M. Grasset, ajoute : « C'est peut-être là la seule loi absolue en clinique. Vouloir caractériser une maladie quelle qu'elle soit par un signe quel qu'il soit, est une prétention ridicule que l'avenir détruira tôt ou tard. » (*Monographie du cancer de la rate*; Montpellier, 1874.)

Mais que nous importe de n'avoir pas de signe absolument pathognomonique, si l'ensemble des signes nous permet d'affirmer tout de même le diagnostic. Se base-t on sur l'hémoptysie pour diagnostiquer une tuberculose ? Certes, c'est un caractère qui a une très grande valeur; mais n'est-ce pas aussi un symptôme commun à beaucoup d'autres maladies ? Que d'individus qui ont craché du sang et qui ne sont pas devenus tuberculeux !

Il nous serait bien facile de multiplier les rapprochements de cette nature; mais nous jugeons la chose absolument inutile, et nous allons étudier ce que nous pouvons appeler les caractères extrinsèques de la douleur.

A quel moment se produit-elle ? quelles sont les époques qui la ramènent? et à quelle période de la syphilis son développement est-il lié ? Telles sont les questions qu'il nous reste à examiner.

A la première, nous répondrons : La douleur peut se produire le jour et la nuit, ou seulement la nuit.

La douleur peut se produire indistinctement le jour et la nuit, et plusieurs de nos observations nous en fournissent la preuve : notre capitaine, en particulier, souffrait avec autant d'intensité et les accès étaient aussi rapprochés les uns des autres le jour que la nuit, indistinctement. Cependant ce n'est pas là le cas le plus fréquent. Généralement les douleurs qui surviennent dans la journée sont beaucoup moins intenses et les accès sont beaucoup plus rares. C'est pendant le jour que le malade se repose, qu'il jouit d'un certain calme ; aussi voit-il toujours l'aurore avec plaisir. Mais il n'en est pas de même lorsque la nuit approche ; quelquefois vers six heures du soir, comme chez notre marchand ambulant, les premiers accès apparaissent d'autant plus forts qu'ils n'ont pas paru depuis plus de temps ; il semble que ces premiers accès puissent être comparés aux décharges d'une bouteille de Leyde, qui sont d'autant plus faibles qu'elles sont plus répétées.

D'autres fois ce n'est qu'à une heure plus avancée que se produisent les accès, vers neuf, dix ou onze heures de la nuit, et ils peuvent durer alors jusqu'à deux ou trois heures du matin. Le malade passe ainsi une grande partie de la nuit dans des tourments indescriptibles. Il essaie de tous les moyens pour obtenir un peu de soulagement. Mieux que personne, il connaît ce qui exagère et ce qui diminue ses douleurs, ou tout au moins ce qui en abrège la durée. Les causes qui peuvent influencer la névralgie varient avec les individus, et ce qui chez l'un provoque un soulagement produit au contraire chez l'autre une augmentation de la douleur. C'est ainsi que le simple contact de la main, d'un corps froid ou chaud, une pression même légère, sont redoutés de quelques malades, tandis que d'autres ne trouvent un peu de soulagement que dans l'application d'un corps froid, d'une pression forte, etc.

Comment expliquer ces diverses influences ? faut-il se rabattre encore sur le fameux mot d'*idiosyncrasie*, qui si souvent a servi à abriter une ignorance non avouée ? Mais qu'a-t-on dit quand on a parlé d'idiosyncrasie ? A-t-on expliqué quelque chose ? Non ; on a reculé la difficulté sans la résoudre. Eh bien ! pour ce qui nous regarde, nous avouons tout de suite notre ignorance, et nous nous contentons de signaler le fait, ne pouvant en donner l'explication.

Les *saisons* ont-elles une influence sur la production des névralgies ? Nous avons répondu à cette question au chapitre de l'Étiologie.

Enfin, arrivons à l'importante question de savoir à quelles périodes de la syphilis se manifestent les névralgies.— Et puisqu'il est maintenant question de périodes, nous devons dire tout d'abord que dans notre travail nous en admettons trois, comme la plupart des auteurs classiques: la période du chancre avec son incubation, la période des manifestations cutanées et muqueuses, et la période des altérations viscérales.

Il ne nous répugnerait pas toutefois d'admettre la division en vérole jeune et vieille, telle que l'admettait le D^r Ch. Deshayes (*Gazette des Hôp.*, 19 février 1874). La vérole jeune correspondrait aux deux premières périodes classiques, et a vérole vieille à la période tertiaire.

Mais peu importe la division que l'on adopte ; il sera toujours facile de l'adapter aux faits dont nous allons parler.

Une première question se pose. Les névralgies se produisent-elles à chacune des trois périodes ?

Il nous paraîtrait un peu téméraire, dans l'état actuel de la science, de répondre d'une façon catégorique, par l'affirmative ou par la négative. Les faits ne sont pas encore suffisamment probants pour que l'on puisse se prononcer. Toutefois il ne nous paraît pas probable, disons-le tout d'abord, que les névralgies syphilitiques puissent se produire à la première période de la syphilis. Qu'il y ait, en même temps, infection à la première période et névralgie, certes la chose est possible, de même qu'il peut survenir chez un rhumatisant une pneumonie non rhumatismale. Il y a, dans ces circonstances, simple coïncidence et non rapport d'effet à cause.

Nous allons essayer de mieux faire comprendre notre pensée. Un individu qui est sous le coup de la diathèse rhumatismale et qui a eu, plusieurs années auparavant, des manifestations de cette diathèse dans les grandes articulations, n'éprouve plus depuis longtemps la moindre douleur ; grâce à une excellente hygiène et à des soins intelligents, il semble être absolument à l'abri de manifestations rhumatismales ultérieures, lorsqu'un jour il sort d'un appartement bien chauffé, s'expose tout à coup à un air vif et froid. Il se sent tout de suite désagréablement impressionné ; quelques heures après, il éprouve un frisson intense, et le lendemain il présente les signes d'une pneumonie à son début. Un autre individu est couché dans son lit depuis quinze jours déjà, il a les articulations du pied, du genou, de l'épaule, du coude du poignet, excessivement douloureuses ; il ne peut faire un mouvement dans son lit ; en dépit de tous les traitements, son état ne semble pas s'améliorer ; il reste à l'abri de l'air, et cependant un beau matin, le malade accuse de la toux, de la gêne respiratoire ; on ausculte alors, et on trouve tous les signes d'une pneumonie.

Voilà donc deux individus, tous deux porteurs de la diathèse rhumatismale, tous deux atteints d'une pneumonie, et qui cependant, à notre avis, indépendamment de toutes les différences qui peuvent provenir du tempérament, de l'âge, de la constitution, etc., ne doivent pas cliniquement être considérés comme deux malades identiques et qui ne doivent pas par conséquent être traités de la même façon. Chez le premier, en effet, nous diagnostiquerions une pneumonie franche, catarrhale, ordinaire, indépendante, au moins au début, du fond rhumatismal dont le malade est atteint ; chez l'autre, au contraire, nous diagnostiquerions une pneumonie rhumatismale, c'est-à-dire une localisation du rhumatisme sur le poumon, au même titre que sur les articulations. Ici, l'acte morbide est sous la dépendance directe de l'état morbide ; là, il nous semble complètement indépendant, et une seule chose peut être affirmée, c'est la coïncidence. Eh bien ! de même à la première période de la syphilis nous croyons très possible l'existence simultanée du chancre infectant et de la névralgie, mais nous ne croyons pas que l'on puisse affirmer que cette névralgie soit syphilitique.

Le propre en effet de la première période, c'est la localisation de la syphilis au point d'inoculation. Le virus syphilitique est déposé sur un point du corps ; que devient-il ? Il est absorbé. Avec quelle rapidité va-t-il se répandre dans l'organisme ? Nous l'ignorons. Mais ce que chacun sait, c'est qu'après une période d'incubation qui varie de dix jours à un an (Fournier), mais dont la durée ordinaire est de vingt-cinq jours, il se produit au point d'inoculation une ulcération ou un bouton que l'on appelle le chancre infectant. C'est là un accident qui paraît absolument local ; l'organisme ne semble modifié en rien, le malade continue à se bien porter, ses fonctions s'accomplissent avec une régularité parfaite ; son chancre même, qui est à peine ulcéré, indolore, quelquefois imperceptible, ne l'incommode en aucune façon; en somme, la syphilis a établi domicile dans cet organisme, sans bruit, sans secousses et d'une façon très insidieuse. A ce moment, il ne se produit jamais en dehors du chancre aucun phénomène qui puisse témoigner qu'une maladie générale vient de s'emparer du sujet. On voit seulement le chancre et rien que le chancre.

Mais trois ou quatre mois s'écoulent ; pendant ce temps, le virus a pris peu à peu possession de l'organisme tout entier; il ne tarde pas à manifester son influence nocive sur chacun des organes qu'il a touchés. Les fonctions perdent de leur régularité, l'état général devient mauvais. Le sujet maigrit, pâlit, est pris de fièvre syphilitique; enfin la maladie est constituée, elle est généralisée, et au moment où les premières manifestations de la seconde période, telles que la roséole, apparaissent, il semble que l'individu atteint de syphilis soit sous le coup d'une maladie aiguë, telle que rougeole, variole, etc., mais avec des manifestations moins bruyantes. Rien d'étonnant alors qu'à ce moment-là il commence à se produire des troubles du système nerveux. Et même comme toute maladie, d'après ce que nous avons souvent entendu dire à notre éminent Maître M. Combal, débute toujours par le système nerveux, il n'est pas étonnant que les troubles du système nerveux apparaissent avant toute autre manifestation de cette seconde période, avant même la roséole.

Ensuite, la roséole, les plaques muqueuses, les syphilides, apparaissent tour à tour ; l'anémie syphilitique s'accentue, et si on analyse ce qui se passe alors, on trouve que le système nerveux est impressionné, d'une part par le virus syphilitique qui exerce sur lui une action nocive spéciale, et en second lieu qu'il est rendu beaucoup plus irritable par les progrès croissants de l'anémie. Cela suffit à expliquer la production si fréquente des névralgies à cette époque de la syphilis, que l'on peut appeler, avec Fournier, une période nerveuse, et ces névralgies semblent être purement essentielles, idiopathiques, ne répondant à aucune lésion.

Nous n'insisterons pas davantage.

Arrivons à la troisième période. La syphilis s'est maintenant emparée de l'organisme tout entier. Les viscères sont lésés, les gommes se multiplient dans les organes, les tumeurs osseuses apparaissent, les nerfs situés dans le voisinage de ces néoplasies sont comprimés; il en résulte des altérations fonctionnelles, au premier rang desquelles nous voyons les névralgies. Donc nous voilà en présence de névralgies syphilitiques de la troisième période, névralgies produites *par compression*, et symptomatiques par conséquent de tumeurs nouvelles.

A la troisième période, il peut également se produire une autre espèce de névralgies dont la genèse n'est pas difficile à expliquer. Nous savons en effet que la syphilis arrivée à ce moment-là ne respecte plus aucun tissu de l'organisme, qu'elle s'attaque à tous, et qu'elle les détruit entièrement.

Répugne-t-il, dans ce cas, d'admettre qu'elle puisse s'abattre sur le tissu nerveux, qu'elle l'irrite, l'enflamme, le détruise, et produise alors d'abord des névralgies *symptomatiques de névrites*, et bientôt après des paralysies qui seront curables si l'on intervient avant qu'il y ait solution de continuité complète entre les deux bouts du nerf lésé, et qui seront incurables, au contraire, si le traitement ne vient arrêter à temps les progrès du mal.

Enfin il nous reste à parler d'une dernière espèce de névralgies de la troisième période ; celles-ci sont produites, non plus par compression, ou par inflammation du nerf, mais elles sont essentielles et n'ont d'autre cause que l'action spéciale du virus syphilitique. Ces névralgies essentielles de la période tertiaire sont plus fréquentes qu'on ne le suppose généralement, et, bien qu'elles ne correspondent à aucune lésion anatomique appréciable, néanmoins elles sont bien souvent prodromiques d'altérations qui ne tarderont pas à se manifester (Bedel).

Ces névralgies, comme toutes celles que l'on observe à la période tertiaire de la syphilis (Hallopeau), n'empruntent à la diathèse qui les produit aucun caractère spécial ; elles ont pourtant une tendance marquée à s'exagérer le soir et pendant la nuit. (Art. *Névralgie* du *Dictionnaire de Jaccoud.*)

C'est à côté de la dernière espèce de névralgies dont nous avons parlé que l'on doit placer le groupe des douleurs ostéocopes *sine materia*. Ricord dit en effet : « Les douleurs ostéocopes peuvent exister seules, continuer assez longtemps et disparaître ensuite, sans qu'on puisse trouver des altérations organiques dans les régions qu'elles ont eues pour sièges. Ces douleurs sont fixes, localisées ; la moindre pression, le moindre contact, les accroît ; mais c'est surtout la chaleur qui les réveille. Elles sont, comme on l'a dit, le plus ordinairement nocturnes, mais ce n'est pas là un caractère spécifique absolu. »

Telles sont les diverses formes de névralgies que l'on peut rencontrer dans les périodes secondaire et tertiaire de la syphilis.

Nous avons terminé là tout ce que nous avions à dire de leur symptomatologie générale ; voyons les signes particuliers à chacune de ces névralgies.

Et d'abord, la *névralgie du trijumeau*, qui est de beaucoup la plus fréquente et qui à elle seule est constatée aussi souvent que toutes les autres réunies. Sur 41 cas, nous la signalons 19 fois. Jullien, dans son *Traité des maladies vénériennes*, dit : « Les névralgies syphilitiques se localisent, particulièrement à la tête, sur le trijumeau, et surtout dans les branches frontales et sus-orbitaires. Les douleurs, qui peuvent occuper une grande étendue des rameaux péricrâniens, s'exaspèrent le soir et pendant la nuit, et constituent pour le syphilitique une variété de mal de tête très souvent confondue avec la céphalée vraie, ou l'algie symptomatique de la périostose crânienne. »

En 1848, Minich de Padoue donne l'observation d'un homme de 25 ans, syphilitique, atteint d'une céphalée frontale intense et qui guérit après quatre jours de traitement par le sublimé corrosif, d'après la méthode de Dzondi.(*Ann. de Thérapeutique* publiés par Rognetta, fév.1848, tom. V, pag. 422.)

La même année, Franceschi donne aussi l'observation d'une femme mariée, âgée de 25 ans, devenue syphilitique après son mariage, qui éprouvait depuis quinze jours une douleur insupportable dont le maximum siégeait à la tempe gauche et dans la région du sinus frontal correspondant. Aucun traitement ne réussit, si ce n'est le mercure, qui la calme après quatre jours et qui supprime toute douleur vers le vingtième jour. (Il *Raccoglitore medico*, obs. rapportée dans la *Gazette m dicale*, 1838, pag. 614.)

L'observation suivante est encore un exemple de ces névralgies frontales.

PREMIÈRE OBSERVATION (personnelle).

Marie G..., âgée de 26 ans, cuisinière à Montpellier, est couchée au n° 20 de la salle Sainte-Marie, à l'hôpital Saint-Éloi. D'un tempérament nervoso-sanguin, elle a une complexion assez forte et une bonne constitution. Son père est mort rhumatisant. Elle s'est toujours assez bien portée, mais elle a été sujette aux migraines, surtout depuis un an. Comme maladies antérieures, elle ne signale que la fièvre typhoïde à l'âge de 13 ans. Réglée à 15 ans, ses menstrues ont toujours été régulières. Au moment où elle entre à l'hôpital, mars 1882, elle se plaint de douleurs atroces dans la tempe droite, s'irradiant en avant de l'oreille et remontant vers le sommet de la tête. Ces douleurs, qui datent déjà de plusieurs mois, sont devenues depuis une semaine absolument intolérables. Cette malheureuse se tord dans le lit, crie, pleure, et elle est littéralement folle de douleur. Elle refuse toute nourriture pendant des journées entières, et enfin elle demande qu'on la « *guérisse ou qu'on la tue* ». Ces affreuses douleurs présentent, la nuit surtout, une violence inouïe.

Soigneusement examinée des pieds à la tête, cette femme ne présente aucune trace de syphilis. On essaye, dès les premiers jours, les révulsifs, le sulfate de quinine, les dérivatifs. Aucune médication n'est suivie de succès. Cependant M. le professeur Combal, qui avait pensé à la syphilis depuis quelques jours, veut, malgré l'absence de tout signe, élucider cette question, et ajoutant peu de foi aux dénégations les plus formelles de la malade, il donna le sirop de Gibert. Après quatre jours, légère amélioration; les douleurs sont devenues tolérables. Après dix jours, elles ne se font plus sentir qu'à l'entrée de la nuit. Après quinze jours, guérison complète. Le traitement est continué pendant quelque temps.

Après sa guérison, la malade a avoué avoir eu, en juillet 1880, une ulcération à la grande lèvre, suivie cinq mois après de mal au gosier.

A propos de la névralgie du trijumeau, voici ce que dit La-gneau : « La grosse racine ou racine ganglionnaire du nerf triju-meau étant destinée à la sensibilité générale, à cette branche nerveuse qui se ramifie dans le cuir chevelu, dans la peau des régions auriculaire et faciale, etc..., doivent se rapporter toutes les douleurs, toutes les névralgies qui se manifestent dans ces régions céphaliques ».

Ces douleurs occupent souvent la moitié latérale de la tête, ainsi que le prouve l'observation suivante de Waton, et semblent par conséquent avoir pour siège tous les rameaux provenant de la grosse racine.

OBSERVATION II.

Névralgie syphilitique siégeant dans tout un côté de la tête et compliquée de tic douloureux.

(Cette observation de Waton est insérée dans le *Journal de Médecine, de Chirurgie et de Pharmacie*, mars 1793, tom. XCIII, pag. 233-242.)

M. de L.., capitaine, âgé d'une trentaine d'années, dans le dernier degré d'amaigrissement, pouvait à peine se tenir debout ; une toux sèche et presque continuelle le tourmentait beaucoup ; il avait de temps en temps des tiraillements douloureux et si violents à toute la partie gauche de la tête, que l'œil et la bouche de ce côté entraient dans une contraction spasmodique effroyable.

Ces tiraillements partaient de l'occiput, un peu au-dessous de la nuque, entre elle et l'apophyse mastoïde. Ce point douloureux avait présenté dans les premiers temps un gonflement pâteux très léger, qui avait bientôt disparu entièrement ; il était si sensible que l'on causait les douleurs les plus cruelles pour peu qu'on y touchât, et soudain la crise se renouvelait. Ces instants passés, il ne souffrait point de la tête, mais le moindre mouvement du cou ou des mâchoires, un léger frottement, une attitude gênante, un bruit inattendu, une chose quelconque qui l'affectât, suffisaient le plus souvent pour rappeler les paroxysmes. Leur durée était inégale (au plus quatre ou cinq minutes). Ceux qui survenaient spontanément, sans être déterminés par un agent extérieur, étaient généralement plus longs et plus violents.

M. de L... ne dormait pas, bien que cependant les douleurs de la tête ne se renouvelassent pas plus souvent la nuit. Il n'osait prendre des aliments solides, craignant que la mastication ne procurât quelque accès. Cette maladie durait depuis dix-huit mois.

Comme le malade avait eu à différentes reprises des symptômes véroliques, il est traité par des frictions avec la pommade mercurielle.

Après quatorze jours, les accidents commencèrent à diminuer.

Après trente-cinq jours, guérison complète.

Parfois l'hémicrânie change de côté (Guérard) ou bien se manifeste des deux côtés à la fois (Bell). Quelquefois elle est limitée à la partie antérieure de la tête et parfois même à un seul côté (observation de Minich).

Enfin certains auteurs (Plenck, Meckel, Franck) ont prétendu que la névralgie pouvait affecter la forme d'une odontalgie syphilitique.

Yvaren mentionne une otalgie de la même nature. Comme nous l'avons déjà dit, ces douleurs, quoique occupant une étendue plus ou moins considérable, se montrent avec plus d'intensité vers quelques points déterminés, d'où quelquefois elles s'irradient aux régions voisines.

Ces foyers d'origine peuvent se trouver au niveau des apophyses mastoïdes, des mâchoires, des tempes, des régions sus et sous-orbitaire.

Dans l'observation de Waton, le capitaine dont il est question avait des tiraillements qui partaient de l'occiput, un peu au-dessus de la nuque, entre elle et l'apophyse mastoïde. Ils étaient si douloureux, si violents ; ils affectaient tellement toute la partie gauche de la tête, que l'œil et la bouche de ce côté entraient dans une contraction spasmodique effroyable au premier aspect. La sensibilité des parties malades était si excessive que le moindre contact renouvelait les douleurs ; un léger mouvement, un bruit un peu fort, produisait le même effet. Ces douleurs constituaient à la fois un tic douloureux et convulsif.

Nous pouvons rapprocher de l'observation du capitaine de Waton l'observation d'un capitaine de navire que nous avons vu dans le service de M. le professeur Combal. Ce malade, dont nous avons suivi la maladie pendant tout le temps qu'il est resté à l'hôpital, nous fournit un bel exemple de névralgie syphilitique avec tic douloureux et convulsif. Nous n'aurions pas pu cependant publier l'observation d'une façon absolument complète si notre excellent ami M. le docteur Brousse, chef de clinique mé-dicale, ne nous avait fourni quelques renseignements qui nous faisaient défaut. Qu'il nous permette de le remercier ici de son obligeance.

OBSERVATION III (personnelle).

Syphilis ancienne.— Tic douloureux de la face datant de douze ans.— Traitement spécifique. — Guérison.

Villarem, Jean, 42 ans, capitaine de navire marchand à Port-Vendres, entre le 16 juillet 1882 à l'hôpital Saint-Éloi, salle Saint-Jean, nº 5.

C'est un homme d'un tempérament nervoso-sanguin, d'une constitution robuste et d'une complexion moyenne.

Son père et sa mère vivent encore, et malgré leur grand âge jouissent d'une bonne santé.

Un frère est mort en Chine de la dysenterie. Il lui reste encore trois sœurs qui se portent bien.

Quant à lui, il a toujours joui d'une excellente santé ; dans son enfance, il n'a jamais présenté d'accidents scrofuleux.

Il a débuté dans le métier de marin comme mousse, à l'âge de 14 ans ; à partir de ce moment, il a visité les pays les plus malsains (Sénégal, Cochinchine, etc.) sans jamais contracter de maladie, pas même les fièvres intermittentes.

A l'âge de 22 ans, se trouvant à Calcutta, il contracte un chancre unique, situé sur le frein du prépuce, bientôt suivi d'un engorgement ganglionnaire multiple non suppuré dans les deux aines. Il fait alors un traitement fort incomplet (d'un mois environ), qu'il n'a plus repris depuis.

Consécutivement, il n'aurait pas présenté d'accidents secondaires.

Seulement, quelques années après, il aurait été atteint au cou, et particulièrement à la nuque, de gros boutons qui étaient très douloureux et qui se terminaient par suppuration, probablement des furoncles.

En 1868, se trouvant à Cette avec son navire, il est pris tout d'un coup de douleurs vives dans les deux yeux (sensation de graviers); ceux-ci sont fortement injectés, larmoyants ; la vue se trouble.

Mais il n'attache pas d'importance à cette maladie, ne se soigne pas et continue ses voyages.

L'altération des yeux s'aggrave progressivement; au mois d'août 1870, ils ont pris un volume considérable, surtout le gauche, où la vue se trouve complètement abolie.

En même temps se développe une hémicrânie limitée au côté droit de la tête.

On lui fait faire alors un traitement énergique qui arrête les progrès du mal dans l'œil droit, mais qui reste impuissant à sauver l'œil gauche, qui devient de plus en plus gros et finit un peu plus tard par se vider et s'atrophier consécutivement.

L'hémicrânie persiste six mois, malgré l'emploi des préparations quiniques, et disparaît ensuite pour faire place à une *névralgie trifaciale*.

Depuis, malgré tous les traitements employés (préparations quiniques, opiacés, révulsifs, etc.), cette névralgie a persisté, mais pas d'une façon absolument continue.

Elle était surtout accentuée aux saisons intermédiaires (printemps et automne) ; pendant l'hiver et l'été, elle ne se présentait que de temps en temps, particulièrement lors des variations atmosphériques.

Malgré cela, le malade a continué son métier de capitaine marchand.

Mais le 13 décembre dernier (1881), le tic douloureux, qui l'avait laissé à peu près tranquille pendant deux mois, reparaît cette fois-ci avec une intensité beaucoup plus grande : les convulsions du côté droit

4

de la face deviennent très fréquentes, jusqu'à vingt fois par heure, et s'accompagnent de douleurs atroces ; ces phénomènes, s'exagérant par la mastication, rendent l'alimentation très difficile. Les crises se produisent aussi pendant la nuit.

Il est alors obligé d'abandonner son navire pour venir se faire soigner dans sa famille, mais les traitements employés ne réussissent pas mieux que précédemment.

Il se décide alors à venir à Montpellier, où il entre le 16 juillet dernier dans le service de M. le professeur Combal.

A son entrée, on constate un amaigrissement général et une asymétrie très nette de la face, due à plusieurs causes : d'abord les paupières gauches ne sont plus soulevées par un globe oculaire complètement atrophié ; du côté droit, il y a une atrophie très nette du masque facial, qui presque chaque cinq minutes est pris de convulsions cloniques accompagnées de douleurs atroces, augmentées par la mastication, par l'exercice de la parole, par les attouchements ; l'alimentation est très difficile et le malade ne peut prendre que des aliments liquides.

La sensibilité est notablement diminuée dans ce côté de la face.

Quoique la vue soit conservée, l'œil droit n'est pas intact : la cornée est nuageuse, l'iris est décoloré par places et présente l'aspect de l'iritis syphilitique. — Traitement : 40 gram. sirop de morphine. Régime lacté.

21 juillet. L'état du malade est toujours le même, les crises seraient même plus rapprochées et plus intenses. — Supprimer le régime lacté, qui n'est pas supporé, et le sirop de morphine.

A cause des antécédents suspects du malade, M. Combal se décide à essayer le traitement spécifique :

Liqueur de Van Swieten, une cuillerée.

Bromure de potassium.................... } ãã 0^{gr},50
Iodure de potassium.....................

Lotions tous les matins sur tout le corps, tièdes pour commencer, froides ensuite, suivies de frictions sèches. — Régime *ad libitum*.

28. L'état du malade ne s'est pas amélioré : les crises douloureuses sont aussi fréquentes. — Continuer le même traitement. Liqueur de Van Swieten une cuillerée et demie.

2 août. Depuis hier soir, le malade n'a plus eu de crises douloureuses. — Même traitement. Liqueur de Van Swieten 2 cuillerées.

10. Les crises douloureuses n'ont plus reparu, malgré les variations

atmosphériques, auxquelles le malade était très sensible. L'alimention se fait très bien : le malade mange à la table commune. — Même traitement. Liqueur de Van Swieten 3 cuillérées.

24. Le tic douloureux est absolument supprimé ; mais, le malade se plaignant de douleurs d'estomac, on cesse la liqueur de Van Swieten.

26. Le malade, se considérant comme complètement guéri, demande son exéat ; il promet de continuer chez lui le traitement spécifique.

OBSERVATION IV.

(Tic douloureux.)

Waton ; *Recueil périodique de la Société de Médecine de Paris*, tom. IV, an VI, 1798, pag. 185.

Une dame d'une quarantaine d'années, environ six ans auparavant resssentit à la joue gauche les premières atteintes d'un tic douloureux qui avait succédé à de fortes migraines qui l'avaient presque constamment tourmentée pendant une couple d'années, à la suite d'un traitement antisyphilitique. Des chancres aux grandes lèvres et un bubon à l'aine avaient nécessité ce traitement mercuriel.

Le point central du tic était un peu au-dessous de l'ouverture antérieure du canal sous-orbitaire. La douleur, supportable dans les commencements, s'était éteinte à plusieurs reprises. Sous l'influence d'une pluie froide poussée par un vent du nord auquel elle présentait la joue malade, le tic reparut beaucoup plus fort. La mastication le provoquait, et l'amaigrissement s'ensuivit. Un jour apparut une éruption de syphilides sur les membres, qui rendit beaucoup plus rares les accès douloureux. La malade fut traitée par les frictions mercurielles, qui firent disparaître l'éruption et le tic douloureux.

OBSERVATION V (MASIUS, cité par LAGNEAU).

(Tic douloureux.)

Masius; In *Journal der praktischen Arzneykunde*, von W. Hufeland, 37 B., 3 St., pag. 109, sept. 1813.

Un homme qui avait eu plus de vingt gonorrhées et plusieurs ulcères vénériens de la gorge, éprouva une raideur de la langue qui dura plusieurs semaines, et à laquelle succéda tout à coup une douleur violente dans la joue droite, que l'on traita par le camphre. Masius reconnaît un

véritable tic douloureux de cause syphilitique, qu'il guérit avec le calomel
à petites doses, en faisant saliver son malade pendant quatre semaines.

OBSERVATION VI.

(Tic douloureux.)

Hufelands Journal, tom. XXV, pag. 25. Observation inédite par Halliday ;
Considérations pratiques sur les névralgies de la face. Paris,1836, pag. 24, Obs. II.

Hufeland cite l'observation d'un juif qui, ayant eu diverses affections
vénériennes, éprouvait depuis deux ans une démangeaison au-dessous
de l'œil droit, laquelle, dans l'espace de quelques minutes, se changea en
douleur véhémente, tic douloureux de Fothergill.

A deux reprises, les mercuriaux furent employés, mais d'une façon
insuffisante, bien que la seconde fois, après dix jours de traitement, le
malade eût éprouvé du soulagement. Le traitement fut suspendu, et le
malade non guéri.

Comme on le voit par les Observations que nous venons de
citer, la névralgie du trijumeau peut se compliquer et se compli-
que en effet très souvent de spasmes et de contractures muscu-
laires qui se trouvent dans le domaine du facial ; « d'autres fois,
les troubles de motilité résident seulement dans la partie de la
face qui correspond à la branche inférieure du trijumeau, et il
se produit alors un mâchonnement continuel » (Ozia-Aimar).

On explique ce dernier cas par une altération du ganglion de
Gasser qui amènerait ainsi des troubles dans la branche sensitive et dans le rameau moteur du trijumeau.

Lorsque au contraire on a affaire au vrai tic douloureux, ce
phénomène a été expliqué par une propagation de la lésion au
nerf facial, au moyen des branches anastomotiques qui relient la
cinquième paire à la septième, et dont l'une est située en arrière
du canal de Sténon, tandis que la seconde n'est autre que la
branche auriculo-temporale.

Enfin nous dirons, en terminant ce paragraphe, que le professeur Fournier, dans son livre de la *Syphilis*, signale la né-

vralgie faciale « comme l'une des névroses les plus communes de la période secondaire, du moins chez la femme ».

Si nous passons maintenant à l'étude de la *névralgie sciatique*, nous verrons qu'elle doit être placée immédiatement après la névralgie du trijumeau, car nous la constatons huit fois sur 41 cas. Pour notre part, nous n'avons pas eu encore l'occasion d'en observer, et nous ne saurions mieux faire que de reproduire les paroles du professeur Fournier sur ce sujet.

«La sciatique n'est pas rare comme symptôme de syphilis secondaire. Si elle paraît moins commune qu'elle ne l'est en réalité, c'est que souvent, le plus souvent, sa véritable cause, son origine diathésique reste méconnue. Ainsi que l'a remarqué avec raison un judicieux observateur, « dans la plupart des névralgies on se préoccupe trop exclusivement de la douleur et l'on ne s'enquiert pas assez des causes ; aussi, dans la plupart des cas, l'origine réelle, première, de ces névroses passe-t-elle inaperçue » (Réveillé-Parise).

»Inutile de vous dire, Messieurs, que la sciatique secondaire ne se différencie cliniquement de la sciatique commune par aucun symptôme, pas même par les exacerbations nocturnes qu'on observe souvent dans les névralgies les moins spécifiques. C'est qu'en effet, comme vous le comprenez du reste, il n'est pas deux façons pour un nerf d'exprimer ses souffrances, quelle qu'en soit d'ailleurs l'origine.

»Un détail clinique mérite ici toutefois d'être relevé. Le sciatique secondaire n'affecte presque jamais le nerf dans toute l'étendue de la distribution. Elle consiste toujours, du moins d'après mon observation particulière, en une sciatique *partielle*, lombo-fessière, lombo-crurale, ne descendant guère au delà du genou, moins encore vers l'extrémité du membre.» (Fournier, *De la Syphilis chez la femme*, pag. 589.)

Cirillo (*Traité complet des maladies vénériennes*, traduit de l'italien par Ed. Auber; Paris, 1803, pag. 340 et 341) donne deux observations de névralgie sciatique.

« J'ai guéri en trois semaines, dit-il, avec les bains et les frictions de sublimé, un jeune soldat venant avec une douleur atroce à la cuisse gauche, qui l'empêchait de remuer. Le même sujet présentait beaucoup d'autres accidents de la syphilis. »

Il dit ensuite : « Un soldat a été depuis longtemps et simultanément atteint d'une suppuration profonde du scrotum et d'une sciatique ; le premier accident touchait à sa guérison que la sciatique persistait toujours et devenait chaque jour plus féroce. Cinq frictions d'onguent de sublimé l'ont guéri parfaitement. »

Voici l'observation de névralgie sciatique que Courty à recueillie dans le service du professeur Lallemand.

B.., chasseurs d'Afrique, en septembre 1843 était atteint depuis trois ans d'une douleur sciatique violente s'étendant le long de la cuisse et de la jambe gauches, le trajet de la douleur suivant parfaitement la direction du nerf.

Les révulsifs restèrent sans action et l'acupuncture seule soulagea le malade pendant quelques jours ; mais la douleur revint, et l'acupuncture, réitérée, ne produisit aucun amendement.

B... avait eu dans le temps plusieurs maladies vénériennes. Un traitement antisyphilitique fut aussitôt commencé. Après cent cinquante pilules de Sédillot, l'amélioration était suffisante pour faire espérer une cure complète. (Courty, chef de clinique de Lallemand, in Journal la Clinique de Montpellier, 1er février 1844, pag. 2.)

En 1853, le professeur Piorry cite un cas de douleurs lombaires et sciatiques produites par la compression du nerf lombaire correspondant à la troisième vertèbre lombaire gauche, où siégeait une exostose syphilitique.

Après un mois de traitement spécifique, la vertèbre reprit ses dimensions normales et les douleurs disparurent (Piorry, Mémoire sur les affections du rachis désignées sous le nom de mal de Pott, in Moniteur des Hôpitaux, 17 mai 1853, pag. 470.)

Après la névralgie sciatique, et toujours par ordre de fréquence, nous trouvons la névralgie intercostale (7 cas sur 41). Cette névralgie ne présente pas de caractères particuliers, si ce n'est qu'elle peut affecter la forme de la névralgie ordinaire, avec ses trois points classiques, ou la forme de la pleurodynie. Chez l'étudiant en médecine dont nous parlons, la pression sur une large surface exagérait la pression, aussi bien que la pression sur une surface très étroite. Le décubitus latéral était rendu impossible, et la toux, ainsi que les grandes inspirations, augmentait la douleur.

C'est par l'existence de cette névralgie que s'explique en partie la production de l'asthme syphilitique (Jullien). Lorsque les branches mammaires sont atteintes, on observe de la mastodynie, symptôme assez fréquent, mais extrêmement douloureux et opiniâtre (Van Harlingen, de Philadelphie, in *Encyclopédie internationale de Chirurgie*, publiée sous la direction de Gosselin, 1883, tom. I, fasc. 5, pag. 666.)

OBSERVATION VII (personnelle).

Le nommé Z..., étudiant en médecine, âgé de 24 ans, d'un tempérament bilioso-nerveux, d'une constitution bonne, légèrement herpétique, a été atteint d'une névralgie intercostale de la huitième paire dorsale et du côté droit. Ses parents se sont toujours très bien portés, et lui-même n'a eu que la fièvre typhoïde en février 1883. Il n'a jamais eu de blennorrhagie, et à la fin de mars 1883 il est atteint pour la première fois d'une maladie vénérienne ; mais c'est un chancre induré préputial, avec adénite inguinale. Il commence alors à prendre du mercure.

Au mois de juin, il est atteint d'une roséole qui dure huit jours et pour laquelle il a repris le mercure. Il suivait le traitement mercuriel depuis trois semaines, lorsque, en juillet, il se déclare une névralgie intercostale. Cette douleur augmentait d'intensité lorsque le malade se couchait sur le côté droit, ainsi que sous l'impression du froid, de la chaleur, pendant les grandes inspirations, la toux, et lorsqu'on comprimait le point douloureux.

Cette névralgie est traitée au Val-de-Grâce par l'iodure de potassium à doses très élevées, 5 gram. dès le premier jour, par le professeur Chauvel. Ce traitement, qui était très bien supporté, fut continué pendant quinze jours, et déjà, après huit jours, la névralgie avait complètement disparu.

Le traitement fut suspendu jusqu'en janvier 1884. Mais à cette époque-là, il survint des plaques-muqueuses à la gorge, et en même temps une nouvelle névralgie occupant les branches temporales du trijumeau. Le traitement spécifique est repris, et en quelques jours la névralgie avait disparu.

Lorsque ce sont les branches inférieures du rachis qui sont atteintes, on a la névralgie lombo-abdominale, qui peut produire de vraies douleurs en ceinture, partant du rachis, suivant le bord inférieur de la douzième côte et venant se terminer à l'ombilic.

La névralgie occipitale commence à être beaucoup plus rare que les précédentes, et nous la signalons 3 fois sur 41 cas. Elle ne présente pas de caractères spéciaux.

Viennent enfin des névralgies beaucoup plus rares et qui dans notre statistique ne se sont présentées qu'une fois sur 41 cas.

Et d'abord, la névralgie des branches auriculaire et mastoïdienne du plexus cervical superficiel. Nous avons eu l'occasion d'en observer un cas, et nous le reproduisons.

OBSERVATION VIII (personnelle).

Le nommé V..., marchand ambulant, âgé de 29 ans, marié depuis cinq ans, se présente au milieu de janvier au Dispensaire, dont la ville de Montpellier doit la création au généreux dévouement de mes Maîtres, MM. Pécholier et Bourdel.

Cet homme, d'un tempérament nervoso-sanguin, d'une complexion assez forte, mais d'une constitution moyenne, porte les stigmates de la diathèse scrofuleuse ; il a eu dans son enfance les ganglions sous-maxillaires engorgés, on y voit même la trace d'anciennes suppurations ; il a une blépharite chronique qu'il traîne depuis des années ; enfin son faciès est caractéristique de la scrofulose.

Son père est mort à la suite d'une attaque d'apolexie, et sa mère, qui avait toujours été très nerveuse, est morte aussi ; sa dernière maladie a été courte.

Au moment où le malade se présente au Dispensaire, il accuse une difficulté très grande pour avaler, sa voix elle-même est très rauque, et l'examen de la gorge dénote l'existence de plaques muqueuses occupant le pharynx et l'amygdale gauche. Les ganglions maxillaires sont engorgés. En même temps il présente une névralgie siégeant à gauche, ayant son foyer derrière la branche montante du maxillaire inférieur ; s'irradiant, au moment des crises douloureuses, dans la direction de l'apophyse mastoïde, et remontant de là, comme pour suivre le bord circulaire de la portion écailleuse du temporal, la douleur vient se terminer un peu en arrière de la tempe. Cette douleur est intermittente, et entre les crises elle disparaît à peu près complètement. Au moment des crises, qui surviennent d'une façon très brusque, la douleur est térébrante, lancinante, puis contuse, semble s'éteindre, puis reparaît tout à coup, pour disparaître enfin après plusieurs reprises semblables. La durée totale de la crise varie de cinq minutes à une heure. A ce moment, le malade porte vite la main sur la région douloureuse, la comprime, et parvient ainsi, non à faire avorter la crise, mais à diminuer beaucoup son intensité. Enfin, ces accès de douleur se produisent quelquefois dans la journée, mais principalement au commencement de la nuit, entre 7 et 10 heures, et se montrent alors tous les quarts d'heure.

Interrogé sur ses antécédents personnels, notre malade nous dit qu'il a eu la variole dans son enfance, et en 1877 une légère blennorrhagie qu'il a guérie avec les émollients et le copahu. Enfin il a fait des excès d'alcool et de tabac. En août 1883, quatre ans après son mariage, il contracta la syphilis hors du lit conjugal, eut à faire soigner un chancre situé sur le filet, et dont nous retrouvons aujourd'hui des traces d'induration ; l'adénite inguinale non suppurée n'avait pas fait défaut. En octobre 1883, la roséole se déclare; le malade entre à l'hôpital et subit un traitement avec 50 pilules de Dupuytren et 20 pilules de Sédillot. A la fin de décembre, les plaques muqueuses apparaissent à la gorge, et quelques jours après il ressent les douleurs névralgiques (vers le 1er janvier), c'est-à-dire six mois après l'apparition du chancre infectant et en pleine période secondaire.

C'est alors qu'il se présente au Dispensaire. On constate les plaques muqueuses dans l'arrière-gorge et la névralgie des branches auriculaire et mastoïdienne du plexus cervical superficiel. M. Pécholier le soumet au traitement suivant :

<pre>
Biiodure de mercure et de potassium......   0gr,50
Iodure de potassium....................   10
Eau distillée......................... 500
</pre>
En prendre deux cuillerées par jour.

En outre, se gargariser avec :
<pre>
Sublimé corrosif....................   0gr,20
Décoction de morelle et de jusquiame....   500
</pre>

Le malade suit ce traitement régulièrement depuis le 12 janvier jusqu'à aujourd'hui, sauf le gargarisme, qu'il a suspendu depuis qu'il est guéri de sa gorge. Et voici les résultats qu'il a obtenus au point de vue de sa névralgie : Le 20 janvier, grande amélioration ; les douleurs se reproduisent moins souvent et sont beaucoup moins intenses. Le 25 janvier, il n'a pas souffert du tout, et la veille il avait eu un accès insignifiant. Depuis cette date, un mois et demi s'est écoulé, les douleurs n'ont plus reparu. Il n'existe actuellement aucune manifestation syphilitique. Le malade va très bien. — Il continue son traitement.

Enfin nous ne ferons que mentionner la névralgie du crural, du lingual, et la névralgie urétro-balanique.

M. Neucourt cite un cas de cette dernière.

M. V..., atteint de chancres il y a un an, fut soumis à un traitement mercuriel pour des ulcères syphilitiques de la gorge. Depuis quatre mois, dans le gland, des picotements, des élancements insupportables ont lieu, surtout lorsque le malade va en voiture, fait de longues marches ou qu'il reste longtemps assis ; jet des urines normal ; cathétérisme très douloureux lorsqu'on arrive à la portion membraneuse de l'urèthre ; pas de corps étranger, pas d'écoulement. — Traitement mercuriel, puis ioduré. Les douleurs du canal et du gland ne se dissipent complètement qu'au bout de plusieurs mois. (*Archives générales de Medecine*, août 1858, pag. 199. Mémoire sur la névralgie lombaire.)

Nous terminons ici ce que nous avions à dire de la sympto-

mátologie des névralgies syphilitiques, et nous allons passer à
l'étude de leur pathogénie.

PATHOGÉNIE.

La pathogénie des névralgies syphilitiques est encore toute à
faire, et on ne trouve dans aucun auteur l'explication du phénomène qui nous occupe.

Voici ce que dit Jullien dans son *Traité des maladies véné-*
riennes : «Au point de vue de la pathogénie des névralgies syphilitiques, nous ne sommes nullement fixé ; on peut supposer en
effet que le virus détermine par sa présence, soit une altération organique éphémère, telle qu'une exosmose séreuse au-
dedans du névrilème, ce qui rapprocherait ces symptômes de
ceux qu'on rattache généralement au rhumatisme syphilitique ;
soit une simple modification fonctionnelle *sinè materiâ* dans les
branches nerveuses ou les centres d'où elles émanent. Mais on
peut aussi se demander si dans les canaux osseux qui leur li-
vrent passage les nerfs ne se trouvent pas comprimés par le
périoste tuméfié, ou s'ils ne subissent pas dans le cours de leur
trajet, par le fait de leur voisinage avec un organe spécifique-
ment lésé, une irritation secondaire de même nature. Toutefois,
je le répète, l'anatomie pathologique nous fait à peu près complètement défaut.»

On peut affirmer que dans ces quelques lignes se trouve ré-
sumé tout ce qu'il y a à dire aujourd'hui sur la pathogénie des
névralgies syphilitiques. Jullien reconnaît donc des névralgies
essentielles *sinè materiâ*, purement fonctionnelles, des névralgies
produites par altération du nerf ou de son névilème, et enfin des
névralgies par compression ; mais il ne nous dit pas ce que nous
voulons savoir, c'est-à-dire quelle est l'action que la syphilis
exerce sur le nerf.

Rigal, dans sa Thèse d'agrégation, s'est posé lui aussi cette question sans pouvoir la résoudre.

«Comment la syphilis agit-elle sur le nerf, dit-il? Y a-t-il quelque processus, congestif ou hyperplasique, affectant le névrilème? Faut-il supposer que le virus syphilitique agit sur les éléments nerveux? Nous ne savons, les observations avec examen anatomique manquant complètement. »

Comme on le voit, on ne connaît pas encore la raison anatomique des névralgies, et tout ce qu'on en dit n'a que la valeur de simples hypothèses. Y a-t-il réellement trouble anatomique ou bien y a-t-il seulement trouble fonctionnel? Voilà la vraie question à résoudre. Voilà la question que l'on s'est déjà posée bien souvent et que, malgré toutes les recherches, on n'est pas encore arrivé à élucider. Ne trouvant pas de troubles anatomiques, on a dit : Il y a seulement trouble fonctionnel. Certes, il n'est pas difficile de se payer de mots, autre chose est de donner des preuves.

Nous savons bien que cette théorie des troubes purement fonctionnels ne manque pas d'être quelque peu séduisante, et les arguments qu'elle fournit, sans être absolument irréfutables et persuasifs, ne laissent pas d'ébranler les convictions de ceux qui veulent défendre la théorie anatomique.

L'exemple vulgaire du fil électrique qui, traversé par un courant, produit, au choix de l'expérimentateur, de la chaleur, de la lumière, du mouvement, sans être modifié lui-même dans sa structure intime, peut certainement donner une idée de ce qui se passe dans un nerf qui engendre une douleur. Mais peut-on réellement affirmer qu'à l'instant où passe le courant, le fil électrique, comme le nerf, ne subit pas dans les éléments qui le composent une modification inappréciable pour nous?

C'est une force, dira-t-on, qui est en mouvement, et qui ne se sert des éléments du fil électrique que pour se rendre d'une extrémité à l'autre de ce conducteur ; elle ne les modifie en rien.

Et d'abord, répondrons-nous, en supposant que le rhéophore puisse être ainsi traversé par la force qu'on nomme électricité, sans être lui-même l'objet d'une altération spéciale, peut-on affirmer qu'il en est de même du nerf qui produit une douleur? Le fil électrique est composé d'éléments qui sont loin de pouvoir être comparés aux cellules qui composent un nerf. Ces dernières possèdent une propriété qui les sépare de tout ce que l'on peut trouver dans les corps physiques et chimiques ; elles ont une vie qui leur est propre, elles ont des fonctions et non des propriétés ; elles s'altèrent en fonctionnant, et, s'altérant, elles meurent.

Chez elles donc, le fonctionnement aboutit à la mort, c'est-à-dire à l'altération anatomique. Il faut donc en revenir toujours à cette altération anatomique, et si elle n'a pas été jusqu'à présent constatée, ce fait pourrait, d'après nous, tenir à trois causes : la première, c'est que la lésion n'a pas été suffisamment recherchée; la seconde, c'est que les autopsies ont fait défaut pour favoriser ces recherches ; et la troisième, c'est que nos moyens d'investigation ne sont peut-être pas encore arrivés à leur plus haut degré de perfectionnement.

Qui nous dit que dans quelques années on ne découvrira pas cette altération anatomique ?

Axenfeld nous dit : « Si le trijumeau de droite frappé d'un courant d'air est le siège d'une névralgie, comment croire que ce nerf puisse être matériellement pareil au trijumeau du côté gauche, quand même on n'y trouverait ni rougeur ni épaississement » ?

Et Anstie ne dit-il pas que dans toutes les névralgies sans exception, même dans les plus légères, il existe une lésion de la racine sensitive des nerfs dans son trajet intra-spinal et du noyau gris qui est en connexion avec elle ? Nous ne voulons pas ici entamer cette grande discussion de savoir où est le siège même de la lésion, qu'Anstie place dans les centres nerveux et Axenfeld dans les ramifications nerveuses périphériques.

Nous constatons seulement que ses auteurs admettent une lésion. — Schuh, ayant examiné un jour un segment de nerf sous-orbitaire réséqué pour guérir une névralgie, constate les signes d'une névrite intense ; mais il faut dire que dans ce cas la névralgie datait de longues années, et il est bien probable que l'altération anatomique, bien que très nette à ce moment, avait dû mettre très longtemps à se développer, et que dans les débuts de la névralgie, si on avait recherché la lésion, on n'en aurait pas constaté les signes, bien qu'ils existassent déjà en partie.

Il semble donc que la lésion anatomique doit exister ; mais par quoi est constituée cette lésion ? En quoi consiste cette altération ? Réside-t-elle dans les fibres nerveuses ou dans le névrilème ? Réside-t-elle dans les branches nerveuses ou dans les centres nerveux ? Est-elle la conséquence d'un trouble de vascularisation, d'une congestion simple ou d'une inflammation du nerf ?

Y a-t-il névrite primitive ou névrite par compression ? Toutes ces opinions ont été émises, soutenues et combattues.

Un fait qui paraît indiscutable, c'est « la prédominance marquée de la syphilis pour la névroglie, dit Caizergues, et c'est ce qui explique la fréquence et la curabilité des myélites diffuses syphilitiques ». Eh bien ! pourquoi, dans les cas de névralgies, n'indiquerait-on pas la même cause ? Pourquoi ne se passerait-il pas dans un nerf atteint de névralgie ce qui se passe dans une moelle atteinte de myélite diffuse syphilitique ? Il se peut que la syphilis débute ici aussi par le tissu conjonctif devenu le point de départ d'une prolifération cellulaire active, suivie de régression graisseuse ou de passage à l'état adulte. Les cellules et les tubes nerveux ne sont atteints que consécutivement. Étouffés, gênés dans leur nutrition, ils s'atrophient et tombent en détritus granulo-graisseux.

Un fait certain, c'est qu'il faut reconnaître aux névralgies syphilitiques une cause différente de toutes celles qui produisent
les névralgies ordinaires Comment expliquerait-on, s'il n'en
était pas ainsi, que le traitement spécifique, et lui seul, puisse
faire disparaître ces névralgies, alors que tous les traitements
ordinaires sont restés impuissants?

Comment ne pas admettre là une impression du virus syphilitique aboutissant à une modification dans la structure du nerf?
Que cette modification soit liée à une altération de nutrition ou
à toute autre cause, elle doit exister, et ce ne serait alors qu'en
régularisant la nutrition déviée que le traitement spécifique
amènerait la guérison.

Que se passe-t-il en effet dans la période tertiaire de la syphilis ? On se trouve en présence d'un trouble anatomique, d'une
gomme, d'une exostose, ou, en un seul mot, d'une néoplasie produite par un excès, un arrêt ou une déviation de la nutrition.
On donne de l'iodure de potassium, et la nutrition se régularise,
la néoplasie est arrêtée dans son évolution, elle rétrocède, se
sclérose ou s'atrophie, et tout rentre dans l'état normal.

Ainsi, l'iodure a agi sur l'altération anatomique. Supposons
donc, dans la période secondaire, qu'il existe ainsi une altération anatomique encore invisible, non constatable par les moyens
d'investigation que nous avons en notre pouvoir, et donnons le
traitement spécifique. Que se produit-il ? La guérison arrive
à grands pas.

Faisons la contre-épreuve. Traitons une gomme syphilitique
par les fondants ordinaires, autres que les spécifiques. La tumeur
s'accroît et l'état s'aggrave. Traitons à la seconde période une
névralgie syphilitique par les antispasmodiques et les médicaments ordinaires, autres que le mercure ou l'iodure, et la névralgie persiste indéfiniment.

Donc, si notre opinion n'avait pas quelque vraisemblance, il faudrait admettre que deux effets qui sont identiques ne reconnaissent pas une cause identique.

Et si dans le premier cas cette cause réside dans une altération anatomique constituée, pourquoi ne pas admettre que dans le second cette cause réside aussi dans une altération anatomique au moins commençante?

Tout nous porte donc à croire à l'existence de la lésion. Mais qu'on ne nous demande pas comment la syphilis arrive à produire cette lésion. Vient-elle d'un trouble de vascularisation? La chose est possible ; et ce serait peut-être dans certains cas une façon d'expliquer le siège, presque toujours le même, de certaines névralgies.

On sait en effet que la vérole semble avoir une prédilection marquée pour les rameaux sus et sous-orbitaire du trijumeau et non pour les branches inférieures, et on sait aussi que les branches supérieures de ce nerf se comportent, relativement aux plexus veineux qui les entourent, d'une façon différente que les branches inférieures ; de plus, la syphilis détermine une chlorose à laquelle Ricord attribuait la production des névralgies syphilitiques, ou une anémie qui, pour Diday, avait tellement d'importance qu'elle devait seule être traitée pour faire disparaître la névralgie à laquelle elle donnait naissance. C'est en se basant sur ce principe que ce dernier traitait les névralgies syphilitiques par l'iode et non par le mercure. Et en agissant ainsi, il était conséquent avec lui-même ; voici quel était son raisonnement : L'anémie que l'on constate est due au virus syphilitique, c'est une chose vraie; mais si l'iodure de potassium agit, ce n'est pas parce qu'il est antisyphilitique, mais parce qu'il est reconstituant. Pourquoi donnerait-on le mercure, qui est au contraire un altérant? Il ne servira qu'à augmenter la névralgie. Donnez donc des toniques, et tout disparaîtra.

Ce raisonnement, très logique en apparence, n'avait qu'un tort : d'être absolument contraire aux faits. Traitez une névralgie syphilitique par les toniques seuls, elle s'éternisera. Traitez-la par le mercure ou l'iodure de potassium, elle disparaîtra quelquefois en moins de cinq jours. En supposant que l'iodure de potassium soit un reconstituant (ce qui d'ailleurs est contestable), admettrez-vous qu'il aura eu le temps en cinq jours de reconstituer l'organisme ? Néanmoins, si on ne peut pas attribuer à l'anémie syphilitique le pouvoir de faire naître les névralgies, il faut reconnaître que cet élément devient une source d'indications, parce qu'il pourrait contribuer à retarder la guérison, et il se pourrait aussi que, sous l'influence de l'altération du sang qui l'accompagne, la circulation en retour, étant un peu gênée, favorisât la congestion des branches nerveuses, et plus particulièrement de la branche de Willis dans le cas du trijumeau, puisque cette branche est plus entourée de ramifications veineuses. D'où la fréquence relativement plus grande des névralgies dans cette branche.

Et n'est-ce pas de cette façon que l'on explique les névralgies qui se produisent dans le cours d'une maladie de cœur ?

Nous ne serions pas éloigné de nous arrêter à cette opinion pour ce qui est des névralgies syphilitiques que nous appelons encore essentielles, bien que ces névralgies soient, comme on le voit, beaucoup plus symptomatiques qu'essentielles.

Mais il est une classe de névralgies qui, elles, sont réellement symptomatiques : ce sont celles de la troisième période. Ici la pathogénie est bien plus facile à expliquer, puisque les douleurs produites dans cette période sont le résultat d'une altération manifeste du nerf ou d'une compression. Ici on constate *de visu* la cause qui provoque la névralgie, et il n'est pas nécessaire, je l'espère, de discuter une pareille question, qui ne saurait éveiller l'ombre d'un doute.

Tous les auteurs ont été toujours d'accord pour admettre les névralgies symptomatiques, et c'est ainsi que le savant professeur Trousseau les admettait à côté des névralgies syphilitiques

essentielles, et pour lui elles étaient de beaucoup les plus fréquentes. Il dit en effet : « Le plus ordinairement, les névralgies
syphilitiques répondent à une lésion externe assez bien appréciable, telle qu'une exostose, une périostose, une gomme, une
phlegmasie de la membrane muqueuse, une ulcération, une
nécrose. » Et Broadbent, dans ses *Leçons sur les affections syphilitiques du système nerveux*: « A la troisième période, les névralgies peuvent être produites par compression des exostoses ou
des tumeurs gommeuses [1] ». Il serait trop long de multiplier les
citations, qui au fond sont toutes unanimes pour démontrer la
nature de ces névralgies de la période tertiaire, et nous terminerons ce chapitre en citant quelques lignes de l'article de Lere-
boullet dans le *Dict. des Sciences médicales*. Il faut admettre, dit-
il, que les lésions, quelles qu'elles soient, qui provoquent la
névralgie donnent naissance à un changement dans la structure
ou dans le fonctionnement du nerf, et que cette modification
moléculaire, inaccessible jusqu'à ce jour à nos moyens de recherches, est à elle seule la cause des symptômes névralgiques.
Ainsi, tout en affirmant l'existence des névralgies, il faut reconnaître que l'interprétation pathogénique et la définition nosologique des différentes espèces de névralgies est impossible à établir. On ne peut aujourd'hui définir la névralgie que par ses
symptômes, bien que ce syndrome clinique réponde à un état
anatomique, qui sera un jour déterminé, des nerfs ou des centres
nerveux.

[1] Broadbent; *The Lancet*, january 10, 1874. Lecture on syphilitic affections of
the nervous system.

DIAGNOSTIC.

Il semble que le diagnostic des névralgies syphilitiques ne doit pas être très facile à poser, puisque, au dire de Gros et Lancereaux, « aucun symptôme spécial ne permet de les distinguer des autres névralgies ». Aucun symptôme, pris isolément, ne permet en effet d'affirmer la nature de la névralgie ; mais nous dirons tout de suite que l'ensemble symptomatique permet d'arriver tout de même à la certitude. Il suffit de donner pour base au diagnostic l'étude des commémoratifs, celle des symptômes actuels que présente le malade et les effets du traitement.

C'est donc sur l'étiologie, la symptomatologie et le traitement que doit reposer le diagnostic.

Par son interrogatoire, le médecin cherchera à savoir si le malade a eu la syphilis. Il ne faut pas oublier toutefois que celui-ci peut fort bien ignorer qu'il est syphilitique. Chez les femmes en particulier, il est très commun de voir l'accident primitif passer inaperçu, et c'est de bien bonne foi, la plupart du temps, que la femme prétend n'avoir jamais rien eu. Il est bon de se rappeler ce fait et d'en tenir compte. D'autres fois cependant elle cache à son médecin les accidents qu'elle a eus, et c'est ce qui a fait dire au Dr Jumon que les syphilis sans antécédents étaient des syphilis dissimulées (Jumon, Thèse de Paris, 1880). Enfin, chez d'autres individus, l'accident primitif peut dater de très longtemps, ne plus laisser de traces, et avoir été oublié même des malades s'il n'y a pas eu depuis des manifestations qui soient venues prouver l'existence de la syphilis. Et il ne faut pas croire que ce fait soit très rare, car plus d'une fois la névralgie est le premier et l'unique symptôme qui trahisse la vérole.

Les signes tirés de la symptomatologie, sans avoir par eux-
mêmes une valeur suffisante, en ont une réelle cependant lorsqu'ils viennent s'ajouter aux signes précédents : ainsi, le caractère nocturne des douleurs, leur tendance un peu moins grande
à présenter des irradiations, leur siège particulier à la branche
de Willis pour le trijumeau, à la partie fessière et crurale pour
le sciatique, etc...

Viennent enfin les signes tirés du traitement. Ceux-là sont des
plus importants, et ils constituent la meilleure pierre de touche.
On a tout essayé, je suppose, pour guérir une névralgie ancienne, et on n'a obtenu aucun résultat. On donne à tout hasard
le traitement spécifique, et la douleur s'efface. Que conclure,
sinon que la douleur était syphilitique ? *Naturam morborum
curationes ostendunt.*

Telles sont donc *les bases* sur lesquelles doit reposer le diagnostic.

Son but est de reconnaître l'existence de la névralgie, de
rechercher sa nature et de savoir à quelle altération elle correspond. C'est donc un diagnostic symptomatique, nosologique et
pathogénique qu'il faut établir.

1° *On doit se demander d'abord s'il y a névralgie.* — Nous ne
redirons pas ici tous les signes que nous avons donnés au chapitre de la Symptomatologie. Nous nous sommes suffisamment
étendu sur les caractères que présente la douleur névralgique,
au point de vue de son type, de sa forme, des influences qui
l'exagéraient ou la diminuaient, des heures où elle se reprodui-
sait, du siège qu'elle pouvait occuper, etc., et il suffira de voir
les réponses que nous avons données à chacune de ces questions
pour être édifié sur l'existence de la névralgie.

2° *Si la névralgie existe, quelle est sa nature? — Quels sont les
signes qui permettent d'affirmer qu'elle est syphilitique? —* Le

caractère le plus important qui permette de répondre à cette dernière question est tiré de la tendance, non pas absolue, mais très
marquée qu'a la douleur à se reproduire la nuit, de présenter
des irradiations beaucoup moins nettes et moins étendues que
les névralgies ordinaires. — Les douleurs rhumatismales siègent de préférence au niveau des grandes articulations ; elles se
produisent indistinctement le jour et la nuit, s'accompagnent de
phénomènes congestifs qu'on ne retrouve pas dans les névralgies syphilitiques. — Il en est à peu près de même pour les
douleurs goutteuses qui siègent au niveau de l'articulation du
gros orteil ou au niveau des viscères. — Les douleurs dues à la
scrofule, à la tuberculose, ne présentent pas le caractère nocturne,
ou, si elles le présentent, ce n'est que très rarement, et elles
coïncident, en tout cas, avec des altérations organiques qu'il est
facile de constater. — Le saturnisme et l'hydrargyrisme présentent aussi des douleurs qu'on pourrait confondre avec les névralgies dont nous parlons, mais elles ont un siège spécial au
niveau des extenseurs de l'avant-bras, par exemple pour le
saturnisme, et elles s'accompagnent, soit de liseré gingival, soit
de coliques, soit de tremblement, qui permettent de les rattacher
à leur vraie cause.

Enfin on peut avoir à faire aussi le diagnostic différentiel avec
les douleurs dues à l'alcoolisme, à l'hystérie et à la chloro-
anémie.

3° *Si la névralgie existe, par quelle altération est-elle produite ?* Nous disons au chapitre de la Pathogénie combien il est
difficile de trancher la question de l'altération anatomique ou de
l'altération fonctionnelle. Nous disons que c'est un sujet qui
mérite d'être approfondi à mesure que nos moyens d'investigation deviendront plus complets ; mais que dans l'état actuel de
la science il est à peu près impossible de dire dans un cas
déterminé, sauf exception, si la douleur est essentielle, sympa-

thique ou symptomatique, et, en supposant qu'elle soit symptomatique, nous ne pouvons pas affirmer qu'elle l'est de gommes,
d'exostoses, ou bien d'une névrite inflammatoire, à moins qu'il
n'existe simultanément quelques manifestations autres que la
douleur et traduisant la présence d'un néoplasme.

Ailleurs, nous avons donné le diagnostic différentiel des névralgies simples et des douleurs ostéocopes, et nous n'y revien-
drons pas ; cependant nous devons dire l'opinion de Trousseau
à ce sujet. Pour l'éminent Professeur de l'Hôtel-Dieu , le grand
signe différentiel entre une névralgie pure et les douleurs ostéocopes consiste en ce que, dans la première, on trouve toujours
le *point apophysaire*, qui manque dans les secondes. Dans celles-
ci, la douleur ne siège qu'au point même où existe la lésion osseuse, et, à mesure qu'elle s'éloigne circulairement de ce point
central, cette douleur diminue d'intensité, absolument comme
dans un furoncle. Pour ce qui est des névralgies par compression,
lorsque la tumeur siège sur le trajet du nerf, Trousseau se
demande si la névralgie ainsi produite n'aura pas de point apophysaire. Les observations lui faisant défaut, il se borne à poser
la question.

Le diagnostic de siège dans les névralgies syphilitiques, bien
que très difficile, peut être néanmoins porté d'après l'étendue de
la douleur, d'après l'existence simultanée de troubles du côté de
la motilité, des sécrétions, etc...

PRONOSTIC.

Quel sera le pronostic d'une pareille maladie? Il n'y a pas certainement à craindre que le malade en meure ; mais on peut se
demander si son état restera stationnaire pendant longtemps,
s'il empirera, ou si au contraire il est permis d'espérer une
amélioration.

Il est de la plus haute importance de ne se prononcer qu'avec réserve lorsqu'on est consulté sur la durée probable d'une névralgie en général ; mais pour ce qui est d'une névralgie syphilitiqne, il est bien souvent très aisé d'indiquer à l'avance quelle sera sa marche et quelle sera sa durée. Tout dépend de la précision du diagnostic.

Lorsque le diagnostic sera bien avéré, qu'on sera parfaitement sûr qu'on a affaire à une névralgie syphilitique, voici les éléments qui devront entrer en ligne de compte pour fixer le terme de la névralgie :

1° Il faudra d'abord s'enquérir de la période à laquelle se trouve la maladie ;

2° Il faudra ensuite rechercher s'il y a des manifestations syphilitiques concomitantes.

Si le malade est en pleine période secondaire, on n'aura pas encore de lésions bien constituées à combattre, et on pourra espérer une guérison très rapide, de quatre jours à trois semaines.

Toutefois il ne faut pas oublier que déjà, à cette période, la coïncidence de la névralgie avec d'autres manifestations syphilitiques, telles que plaques muqueuses, syphilides cutanées, etc., constitue une aggravation de la maladie et exige déjà un temps un peu plus long.

La névralgie certainement peut disparaître après dix ou quinze jours de traitement spécifique, alors même qu'il ait des éruptions cutanées ; mais on est exposé à la voir reparaître à très courte échéance si le traitement n'est pas continué jusqu'à la guérison complète de ces manifestations concomitantes.

Si le malade se trouve à la période tertiaire, la chose est bien différente. Ici la névralgie peut être due et est due même le plus souvent à la compression exercée par une gomme ou une exostose, et on comprend que dans ce cas, pour guérir la névralgie, il faut d'abord guérir la tumeur qui lui donne naissance.

Or une tumeur, même syphilitique, ne disparaît pas du jour au lendemain, et il faut bien souvent des semaines et des mois pour en amener la résolution complète.

Ces névralgies de la troisième période persisteront donc d'une façon générale beaucoup plus longtemps que celles de la période secondaire.

Cependant, même dans les cas de syphilis très avancée, les faits prouvent combien vite s'opère la guérison et combien grande aussi doit être la confiance du malade et du médecin.

C'est ainsi qu'au milieu d'accidents tertiaires d'une très grande gravité, nous voyons des malades guéris de leur névralgie en quinze jours.

Notre capitaine de navire en est un exemple. D'autres fois néanmoins, la névralgie dure de vingt-cinq à trente jours et même peut dépasser un mois; mais alors ce sont de vieilles névralgies enracinées, et dues à la compression d'un nerf par une tumeur. Quelle que soit la facilité avec laquelle on est arrivé à guérir la névralgie, supposons ce résultat obtenu. Doit-on craindre des récidives? Nous répondrons tout de suite : Oui.

Il suffit en effet que l'on ait eu une névralgie pour que l'on soit prédisposé à en avoir de nouvelles. Et ce n'est qu'en combattant pendant quelque temps cette *diathèse nerveuse* par les moyens que nous indiquerons au chapitre du Traitement, que l'on peut mettre son malade à l'abri de ces récidives si pénibles. Il est bien rare que la névralgie ne revienne pas, si on a suspendu les antisyphilitiques, aussitôt après la disparition de la douleur.

Celle de nos observations personnelles qui a pour sujet un étudiant en médecine nous montre un bel exemple de ces récidives.

Cet étudiant guérit une première fois sa névralgie par le traitement spécifique, et puis il le cesse.

Quatre mois après, au milieu d'une poussée de plaques muqueuses, sa névralgie apparaît une seconde fois ; il prend de
l'iodure de potassium, et en quelques jours la névralgie disparaît.

Zambaco nous fournit un autre exemple de ces récidives avec
le marchand d'habits dont la névralgie intercostale disparaît après
quinze jours de traitement.

Les spécifiques sont suspendus et, un mois après, réapparition
de la même névralgie. Le proto-iodure de mercure est repris ; la
névralgie est guérie de nouveau en vingt jours. Mais le malade
s'est bien gardé, cette fois, de suspendre le traitement sans les
conseils de son médecin, et les douleurs n'ont plus reparu.

Il nous serait facile de multiplier les exemples, car on en
trouve dans tous les auteurs; mais nous conclurons tout de suite
en disant que, lorsque la guérison a été une fois obtenue, il ne dépend que du malade d'empêcher les récidives, en ne rejetant pas
tout de suite le traitement qui doit continuer à agir, non plus sur
la névralgie, mais sur l'état morbide qui est derrière. Ne traiter
ainsi que le symptôme est le propre d'une mauvaise thérapeutique, et nous ne saurions trop répéter, avec notre vieille École de
Montpellier, que le traitement de la diathèse doit toujours passer
en première ligne.

TRAITEMENT.

Les névralgies syphilitiques réclament un traitement inflexible:
c'est le traitement spécifique dirigé contre la diathèse syphilitique, et qui consiste dans les préparations mercurielles ou
l'iodure de potassium. L'existence de la maladie générale étant

établie, la nature syphilitique de la névralgie bien reconnue, on pourra sans crainte recourir à la médication spécifique, qui donnera rapidement de bons résultats dans les cas où les autres moyens de traitement seront restés absolument impuissants. Ici plus qu'ailleurs, l'exactitude du diagnostic est véritablement la base de tout traitement rationnel. Mais il y a plus : dans certains cas douteux où l'origine de la névralgie est mal connue, sa nature sujette à des interprétations diverses, ce traitement antisyphilitique sera encore la véritable pierre de touche, le *critérium* qui fixe l'esprit incertain de l'observation, éclaire le diagnostic et montre toute la vérité de l'axiome : *Naturam morborum curationes ostendunt.*

A quelle époque doit-on traiter une névralgie syphilitique ? Nous n'hésitons pas à répondre que le médecin doit agir dès que la nature du mal lui est connue. Nous avons déjà vu que, lorsque la syphilis compte la névralgie au nombre de ses manifestations, cette dernière peut faire son apparition, soit à la période secondaire, soit à la période tertiaire ; qu'elle est le plus souvent essentielle dans le premier cas, symptomatique dans le second, c'est-à-dire liée à la compression d'un tronc nerveux par des produits néoplastiques. On comprend aisément que le nerf lésé, dans ces dernières circonstances, sera exposé aux dangers de compression et d'inflammation consécutive, et que le médecin devra apporter d'autant plus d'empressement à intervenir que les fonctions de la branche nerveuse seront plus gravement compromises. Hâtons-nous de le dire, le diagnostic poussé jusqu'à la connaissance intime du processus morbide est souvent difficile ou même impossible, et nous nous voyons souvent obligés de nous contenter de cette notion de l'existence de la diathèse pour diriger contre le symptôme douleur le seul traitement rationnel qui découle de l'indication causale.

Il n'y a pas, suivant nous, d'inconvénient sérieux à adminis-

trer les préparations mercurielles à titre de moyen explorateur,
et certains médecins ont considérablement exagéré l'influence
fâcheuse du mercure sur l'économie. Il ne faut pas sans doute
abuser d'un agent thérapeutique aussi actif que le mercure,
et le prendre pendant trop longtemps à des doses trop élevées :
on s'exposerait ainsi à produire une série d'accidents qui ne laissent pas que d'offrir une certaine ressemblance avec les accidents
syphilitiques eux-mêmes, tels que ulcérations, caries, nécroses,
douleurs ostéocopes.

Entre ces symptômes propres à l'intoxication mercurielle et
les accidents de la syphilis, la distinction est toujours possible ;
ils sont presque sûrement évités par l'administration sage et
prudente des préparations de mercure. Dans aucun cas, les douleurs névralgiques ne peuvent être imputées au traitement spécifique. Les douleurs dues à l'absorption du mercure sont pro-
fondes et peuvent, il est vrai, se réveiller la nuit ; mais elles ne
suivent jamais le trajet d'un nerf, et ne méritent pas par conséquent la dénomination de névralgie. Un fait qui prouve jusqu'à
l'évidence que les névralgies observées dans la syphilis ne doivent pas être mises sur le compte de la médication, c'est que
bien souvent, ainsi que le démontrent les nombreuses observations que nous avons recueillies, la névralgie apparaît avant
l'institution du traitement. C'est donc sans la moindre hésita-
tion qu'on peut recourir à la médication spécifique dès que la nature syphilitique de la névralgie est reconnue.

A côté de l'indication causale se place celle relative à l'état des
forces du malade, qui ont subi d'ordinaire une atteinte profonde :
la syphilis n'évolue pas dans un organisme sans exercer sur lui
une influence débilitante qui a pour conséquence l'anémie du
sujet et l'affaiblissement général des forces vitales ; c'est alors
que le système nerveux traduit cet état de dépérissement par le
symptôme douleur. Il faudra donc, tout en traitant la cause, ne

pas négliger cet élément morbide si important, relever les forces du malade, combattre la dyscrasie sanguine, qui trouve sa raison d'être dans la diathèse d'abord, dans le traitement mercuriel ensuite ; il faudra, en un mot, soumettre le malade à un régime fortement tonique et réparateur, adjoindre au besoin l'usage des préparations martiales à l'emploi du mercure.

Quand l'emploi de la médication spécifique est jugé nécessaire, quels sont les agents dont le médecin peut disposer? Ils sont nombreux assurément. On a employé dans le traitement de la syphilis les préparations d'or ; le Dr Chrestien (de Montpellier) en fixa le mode d'emploi et préconisa pendant longtemps cette méthode thérapeutique. Nous n'avons pas à juger ici de sa véritable efficacité, qui paraît douteuse dans certains cas, ni de son infé- riorité bien réelle sur le mercure et ses préparations dans le trai- tement de la syphilis ; mais il est certain que, de nos jours, la méthode de Chrestien est presque universellement abandonnée.

Les voies d'absorption par lesquelles le mercure peut s'intro- duire dans l'économie sont la peau et les membranes muqueu- ses ; les téguments interne et externe sont donc les seules parties auxquelles le médecin puisse confier l'absorption du médicament.

L'absorption par la peau n'est pas douteuse ; incorporé à l'axonge et appliqué en frictions sur les cuisses, sur les bras, sous les aisselles, le mercure pénètre dans l'économie avec une très grande rapidité et probablement sous forme de vapeurs. On trouve la preuve de cette rapidité d'absorption dans la salivation, qui ne manque pas d'apparaître quelquefois une ou deux heures après. Sans être entièrement abandonné, ce mode d'administra- tion paraît inférieur, au point de vue d'une action générale prompte et efficace, au traitement interne ; on retire cependant de bons effets, pour la cure des syphilides cutanées, des bains de sublimé donnés suivant la méthode Récamier.

De tous les médicaments internes, les plus célèbres sont le

sublimé et les iodures, le premier mis en honneur par Van
Swieten, le second préconisé par Biett et les médecins français.

Wisemann est le premier qui se soit servi du sublimé à l'in-
térieur ; en 1717, Turner le donna dissous dans l'eau-de-vie ;
les éloges de Van Swieten lui procurèrent une célébrité extraor-
dinaire, et le sublimé fut considéré comme l'agent le plus actif
qu'on pût diriger contre la syphilis constitutionnelle. Biett,
nous l'avons dit, substitua au sublimé et aux frictions l'usage
interne du proto-iodure, « medicament puissant, très puissant
même, et qui est appelé à dominer la thérapeutique des maladies syphilitiques, concurremment avec l'iodure de potassium ».
(Trousseau et Pidoux.)

L'iodure de potassium constitue en effet un mode de traitement héroïque de la syphilis constitutionnelle. Wallace (de
Dublin) avait affirmé que l'iode était aussi utile dans la syphilis
que le mercure ; son opinion était basée sur un grand nombre
d'expériences personnelles. Trousseau, en 1835, constata à Paris
les heureux effets de la méthode de Wallace ; mais c'est à
Ricord que revient l'honneur d'avoir démontré que l'iodure de
potassium doit être placé avant le mercure dans le traitement
de la syphilis tertiaire. Les doses employées par le célèbre syphi-
liographe sont les suivantes : il commence par 1 gram. par jour
et va jusqu'à 4 gram. De nos jours, l'enseignement et la pratique du professeur Fournier nous ont appris que les doses d'iodure pouvaient être portées avec fruit à un chiffre beaucoup
plus élevé. Sous l'influence de cette médication, on voit disparaître
avec une rapidité merveilleuse les gommes, les caries, les exostoses, les douleurs ostéocopes comme on en voit dans la syphilis
secondaire, toutes les éruptions cutanées s'effacer quelque temps
après l'administration du mercure.

C'est donc aujourd'hui un fait bien acquis à la science que le
mercure est le véritable spécifique de la syphilis secondaire,
l'iodure de potassium celui de la période tertiaire ; l'association

des deux agents, ou traitement mixte, convient aux manifestations diathésiques qui surviennent à une époque intermédiaire aux deux, et que nous pourrions appeler secondo-tertiaire.

Les névralgies qui font l'objet de notre étude apparaissent le plus souvent à la période secondaire, plus rarement à la période tertiaire. Les préparations mercurielles sont de mise dans le premier cas, l'iodure de potassium dans le second. L'amélioration ne se fait ordinairement pas attendre. Il suffit de jeter un coup d'œil sur nos Observations pour constater que la guérison se produit avec une rapidité *merveilleuse*, comme dit Fournier. Nous signalons des cas où, après six et huit jours, la douleur avait déjà disparu. La moyenne néanmoins est de quinze jours, et il est rare qu'il faille dépasser un mois pour obtenir une cure complète.

Nous ne terminerons pas ce chapitre du Traitement sans bien recommander de ne cesser l'emploi du mercure ou de l'iodure que longtemps après la disparition de la névralgie. On doit le continuer encore un, deux et même trois mois suivant les cas, et cette recommandation est surtout nécessaire lorsque la névralgie coexiste avec d'autres manifestations syphilitiques. Ce n'est qu'après la cure de ces dernières qu'il faut suspendre le traitement ; car il ne suffit pas de guérir, il faut maintenir la guérison.

OBSERVATIONS.	AGE.	SEXE.	PROFESSION.	TEMPÉRAMENT.		ANTÉCÉDENTS PHYSIOLOGIQUES.	ACCIDENTS PRIMITIFS.	ACCIDENTS SECONDAIRES.	LOCUS ÉPOQUES.	ACCIDENTS TERTIAIRES.	ÉPOQUE.	SIÈGE DE LA DOULEUR.	PÉRIODE.	SÉRIE.	MOMENT.	INFLUENCES DES ?	TRAITEMENTS EMPLOYÉS.	DURÉE DE LA NÉVRALGIE APRÈS LE TRAITEMENT ANTI-SYPHILITIQUE.	OBSERVATIONS GÉNÉRALES.
1re Observation. Vaireau. Herpetia général. Thérapeutique. xxx XLII, pag. 74.	78	Femme.		Nerveux.	Panos.	Hors frigide.	Cicatrice à la vulve.	Névralgie sciatique et cervicale. Névralgie de la face. Congestions, syphilide squameuse.	17 mars 1851. 10 avril 1851. juin 1851.			Inconnu.	3e	Sciatique et crural. Très faible.	Un 15 h. à 11 heures du matin.	Augmentée par le toucher.	Sangsues, révulsions, sulfate de quinine, opium, belladone, morphine, chloroforme, etc. Purgation de mercure.	Après 3 jours de traitement syphilitique, tous les accidents ont disparu de la névralgie.	Douleurs vives, lancinantes, à type nocturne... orbiculus. Le retour du traitement dissipation de la névralgie.
2e Observation. Vaireau. Loc. cit.	27	Femme.		Bilieux-nerveux.			Chancre aux parties génitales et à la gorge.	Rétrécissement du rectum. Névralgie.	6 ans après.			6 ans ap.	3e	Sus-orbitaire gauche.			Iodure de quinine, naphtaux, narcotiques, révulsifs, chlorotique, protoiodure de mercure.	6 jours.	Intermittent.
3e Observation. Vaireau. Loc. cit.	29	Homme.	Plâtrier.	Nerveux.			Ulcération à la verge.	Oprtalmie faite pour gauche, douleurs aux poignets et dans les tibias.	8 avril 1851.					Trijumeau.			Antiphérésie ea, saignées, narcotiques, révulsifs.	10 jours.	Douleur, d'abord sourde, augmente à type nocturne. À trois reprises cessation des douleurs pendant plusieurs jours.
Ivanoa. Des menosaphres de la Syphilis.	18	Homme.	Garçon d'hôtel.		En 1845, gonorrhée (3 mi.) En 1847, nouvelle blennorr. suppression du chancre, syphol avec adénop.	Chancre.	Douleurs musculaires dans les épaules et les bras. Névralgie cervico-frontale avec tumbefaction.	Octobre. Novembre.			Après 3 mois.	3e	Occipito-frontale.	Nuit.		Opiacés, révulsifs, bains de vapeur, iodures (contigu par jour.	Après 3 jours: le sublimé, amélioration complète le mois guérison.	
Ivanoa. Tic douloureux. Ibid.	43	Femme.	Dévideuse de soie.	Vague et majeur.	Déconc.	Névralgies réfractaires. Redoublement des douleurs avec sensibilité obtuse. Redoublement par émotion.		Mars 1851. Octobre 1843. Mars 1844. Mai 1844.	Rhinite purulente, carié des os, progrès du use.	1845.		2e	Trifacial, revenu sans motif nour.	Jour et nuit.	Augmentées par le froid obscur. En rapport, les douleurs revenaient maltraitement.	Extraction d'une molaire. Douleurs avec paroxysmes, réveillées complète guéri amélioration. Mercure (guéri).	Longtemps après.	
La vampire. Traité de la Syphi.	43	Femme.	Unis femme, est morte plus tard d'une paralysie générale, et on a trouvé, à l'autopsie, une hypertrophie des os du crâne.				Sciatique droite avec douleur à la tous du crâne et insomnie, induc sub-vertige sciatique.	En 1856 dons 5 ans. En 1856.	Paralysie génér.		†	3e	Sciatique.			Combinaisons profondes, iodure de potassium.	8 jours.	Lorsqu'on la mesure on guérie par l'ichère, la maladie passait le traitement. Il y en que lors les mois la dom. reparaissant. Chaque fois calmée l'ichère.
Ivanoa. Affect. nerveuses syphilitiques, pag. 113.	35	Homme.	Commerçant.	Sanguin.	Robuste.	Gérita de coq en 1846.	En Afrique, chancre au cul-de-sac prépotal gauche, pas d'adénite, suppression en 1846.	Taches au front, éruption pustuleuse généralisée. Taches cervicales cornues aux membres inférieurs. Douleurs aux genoux et dans les tibias. Roseaux guérie.	Après 3 mois. Après 5 mois. Mai août 1848.	Douleur actuel. Rançon du tibia très-douloureuse.	Octob. 1856.	Ap. 7 ans	3e	Sciatique.	Nuit et jour.	Sangsues par le premier ver tous le temps, par la pression de la douleur de la Dou. vez bas sol de peau. 1 gr. nine par compprés frigotes.	Iodure de ?g (3 mois). Amélioration, après les douleurs plus vives au bras après 4 jours, aupès 18 jours, 1 gr., 4 jours 3 gr.	Cette perte nerv. n'a disparu que... genou. Le premier et le plus profond avait le ?? percés : le second derrière la rondelle extérieure du fémur.
Ivanoa. Ibid., pag. 117.	32	Homme.	Marchand d'habits.	Nerveux.	Faro.		Chancre induré avec adénopathie, inguinal datée juin 1847.	Adénopathie cervicale, plaques muqueuses, fonlyme aux célops. Douleurs au front, au côté, aux tempes, temps. Douleur violente du côté droit, point central entre la 1re et 2e vertèbre et au avant entre 3e et 4e côte, à l'articulation des cartilages avec les côtes.	Après 5 semaines. Après 5 mois. Après 15 mois (juin 1856). 12 nov. 1857.			Après 15 mois.	3e	Intercostale.	Nuit et jour.	Mouvement du bras. Directions droit.	Proto-iod. de ?g. (13 j.). Iodyle très lentement et sensib, et protio-iod. de ?g.	18 jours après amélioration, après le traitement d'un mois après disparition de la adversité, insuportable. Après 10 jours du traitement, nouvelle dispari- tion, traitement continuel, plus de douleurs.	
Ivanoa. Obs. VIII, pag. 127.	46	Homme.	Cocher.		Herpes préputiale apparemment depuis 6 ans lorque la maladie apparut.		Chancre prolapsé depuis 6 mois.	Rageu syphilitique, ulcération du genou, nédium cervicale.	Après 6 mois.			Après 4 mois.		Trijumeau et facial.	Jour et nuit également.	Exagérée par un mouvement correspondant.	Revenu.	3 semaines.	Survenant par l'excès pariétal d'un point, usage des prurits aux articles, toutes les surfaces, buvant beau, en- core, perte universelle. Guéri abol. Récidive par interrup. du traitement.

OBSERVATIONS.	AGE.	SEXE.	PROFESSION.			ANTÉCÉDENTS PERSONNELS.	ACCIDENTS INITIAUX.	ACCIDENTS SECONDAIRES.	LEURS ÉPOQUES.	ACCIDENTS TERTIAIRES.	ÉPOQUE.	DÉBUT DE LA NÉVRALGIE.	PÉRIODE.	NERFS.	MOMENT.	INFLUENCES DIV.	TRAITEMENTS EMPLOYÉS.	DURÉE DE LA NÉVRALGIE APRÈS LE TRAITEMENT ANTI-SYPHILITIQUE.	OBSERVATIONS GÉNÉRALES.
Zomano, Obs. IX, pag. 12i.	35	Femme.	Marchande des Quatre-Saisons.				En 1850, chancre	Accidents buccaux. Ampoules oculaires, diplopie sans strabisme; au même temps, douleurs de tête (amblyopie anesthésique)	Après 1 mois et demi. Après 2 ans.			Ap. 2 ans	3e	Trifacial.	Nuit.	Exagérée par chaleur, diminuée par le lig. Les autres émails	Accidents buccaux guéris. Proto-iod. de lig. et col. frict.	Après un mois. «Ce n'est plus supportable.»	Guérison des coups de soleil et d'intermittents. Douleurs profondes dans l'épaisseur du crâne, particulièrement le front.
Kanago, Obs. X, pag. 126.	23	Homme.	Officier.	Blond.	Robuste.	Nul.	Chaux à proportion, sept. 1854. Intempathie lig.	Abcès du cérébral. Douleurs thoraciques dérobée	Après 11 mois. Février 1851.	Exostose sur la 3e côte. Douleurs temporal, auxiliaires et occipitales, ulcère de la langue.	Mai 1851. Octob. 1851.	Après 30 mois	3e	Intercostal. 9e espace. Céphalique.	Jour et nuit.	Exagérée par pression, calmé, mouvements, analy. lig.	Iodure de potassium en pommade interne, iodure de lig.	10 jours.	Douleurs lancinantes, puis périodiques, et provocatoire.
Kanago, Obs. XI, pag. 130.	75	Homme.	Teneur...		Blanc.		Chancre du filet, 15 novemb. 1851.	Roséole et douleurs prémusculaires, adénie inguinale, cervicale, axillaire, syphilide papuleuse, alopécie.	Après 2 mois.	Iritis. Lésion oculaire céphalalgie.	Après 1 an. 10 mars, jusqu'au 10 cct.	Après 3 mois.	3e	Trifacial.	Nuit et jour.	Douleurs prémusculaires diminuées par pression lente. Douleurs oculaires exagérées par pression.	Bichromate à 130 millig. par jour à 60 millig. Proto-iodure de Mg. (9 mois). Vésicatoires, jogurná, morceuré habituel, sanguines.	1 mois	Lancinantes comme du fer rouge. Envahissements peu à peu les crises.
Zomano, Obs. XII, pag. 133.	33	Homme.	Typographe.				En 1852, sa femme fait une fausse couche spontanée non suppurée. En 1853, chancre mixte et adénie non suppurée. Puis enfants très bien portants. En 54, sa femme a deux filles nées vivantes à 7 m., depuis plusieurs enfants.	Accident de la gorge. Éruptions cutanées sèches; roséole à l'angle de la mâchoire gauche.	8 mois après.	Syphilide tuberculeuse à la partie supérieure du front. Douleurs occipitales sous-cutanées et douleurs profondes comme coup de marteau, tubercule ulcéré sur la langue.	1856. 25 sep. 1858	Ap. 5 ans	3e	Occipital.	Nuit et jour.	Mouvements et pression exagérant l'inténaires pronocalde d'un la chambre.	Brins de sublimé et iodure de K. Proto-iodure de lig.	1 mois	Lancinantes comme un fer rouge. Envahissements peu à peu les crises.
Kanago, Obs. XIII, pag. 127.		Femme.	Marchande des Quatre-Saisons.							Douleurs dans les membres et la tête. Roséole, intense-palable, alopécie, mal de gorge (plaie, muqueuses), douleurs de la voûte palatine répandant à l'oreille, langue indolente, goût conservé.	Octobre 1858. Novembre.		3e	Trijumeau. sous-pubienne. Nerf auriculo-tarsculaire. 4e espace.	Nuit et jour.	Déculaion, chaleur, mouvements, toucher, éveigrait.	Emolliente et narcotique. Proto-iodure de lig.	Amélioré, après 10 jours.	Points douloureux, fourmillements.
Kanago, Obs. XIV, pag. 139.	21	Homme.	Maçon.				En avril 1857, chancres multiples. En déc. 1857, nouveau chancre.	Éruptions généralisée de boutons. Plaques muqueuses, bouche et nasal; névralgie intercostale, jamais de douleurs névralgiques antérieures.	Août 1857. Novembre 1858.			Après 18 mois.	5e	Intercostal.	Nuit et jour.	Exagérée par pression, diminution, mouvements.	Marque pour les premiers chancres; proto le deuxième pas de traitement. Proto-iodure de Mg.	8 j. apr. amélioration. 3 mois après guérison complète.	Points douloureux en arrière et en avant; élancements, à la jambe, membre présente douloureux également.
Kanago, Obs. XV, pag. 141.	13	Femme.	Lingère, non mariée.	Lymphat.	Brune.	Parents bien portants, jamais 1856, fécondement de maladie grave, jamais d'ulcère non enceinte d'ulcérage antérieure.	Il y a 2 ans, on syphilide cutanée, alopécie, douleurs de tête et névralgies; accouché au 8e mois d'un enfant qui vit 3 semaines et qui était couvert de taches.	Il y a 2 mois.			Ap. 2 ans	2e et 3e	Trijumeau.	Nuit.	Exagérée par pression éculement, mouvements.	Proto-iodure de lig., 0.05. Iodure de K, 1 gr. par jour.	Après 2 semaines.	Point douloureux à l'apophyse mastoïde. Confluement de la région.
Zomano, Obs. XVI.	30	Homme.	Portier aux halles.							Exostose de l'humérus; cervicalgie, névralgie des claviculs.	Juillet 1859. Août.	Ap. 5 ans	3e	Trijumeau.	Jour et nuit.	Exagérée par chaleur et pression.	Traitement antisyphilitique. Liqueur de van Swieten. Iodure de K, 1 gramme.	18 jours.	Pas de points douloureux, douleurs lancinantes, semblables à un fluide électrique.
Kanago, Obs. XVII, pag.	45	Homme.	Maçon.	Sanguin.	Brune.	En 1831, uréthrite blennorragique.	Bubon en 1847, 1 mois après le chancre. — Proto-iodure de lig. pendant 2 mois (1/3 jusqu'à 0.25) par jour.	1847.	Testicule syphilitique, gauche, tumeur de l'aine, tout, macroscopic dans les tibias et fait antérieure de la raison gauche superficiellement de l'aine au gen.	1er 6 Sept. 1847.	1847.	3e	Crural.	Jour et nuit.	Exagérée par pression.	Iodure de K pendant 5 mois jusqu'à 4 gr. par jour. Iodure de K. Pansement de la plaie avec solution de 1/100 de teinture d'iode.	10 jours.	

OBSERVATIONS.	AGE	SEXE.	PROFESSION.	HÉRÉDITÉ	TEMPÉRAMENT	CONSTITUTION	ANTÉCÉDENTS PERSONNELS.	ACCIDENTS PRIMITIFS.	ACCIDENTS SECONDAIRES.	LEURS ÉPOQUES.	ACCIDENTS TERTIAIRES.	ÉPOQUE.	DÉBUT DE LA SYPHILIS	PÉRIODE.	NERFS.	MOMENT.	INFLUENCES DIVERSES	TRAITEMENTS EMPLOYÉS.	DURÉE DE LA RÉCIDIVE APRÈS LE TRAITEMENT ANTI-SYPHILITIQUE.	OBSERVATIONS GÉNÉRALES.
Zambaco, Obs. XVIII.		Homme.	Médecin.				Ulcérations indurées en avril.	Douleur de la langue avec exacerbation nocturne, insomnie; sécheresse de la gorge; papules rouges à la langue, taches au front et autour de la bouche avec squames, après l'éruption, douleurs diminuent, nouvelle éruption et retour des douleurs.	Novembre. 6e novembre. 15 décembre. fin décembre.				7e	Langue.	Nuit.		Pilules de sublimé 0,05 par jour.	Après quelques jours.	
Arnve. Méd. Tim. méd. Gazette, 5 décembre 1871.		Homme.					Migraines fréquentes.			Migraine, accesthésie de la moitié de la face et de la langue, agueusie unilat., unilatéral, troubles mentaux.				3e	Trifacial.			Iodure de potassium.	Moins de 11 jours.	
III. Observation Personnelle. (Thèse.)	42	Homme.	Capitaine de navire marchand.	Névroso-sanguin.	Robuste.		Voyages pays chauds, pas de fièvres. 73 ans. Avriaden. À la suite de bains sui des troupes à 18 ans alcools, cognac. doul. 2e perte de l'œil gauche, blenno. épuis.); rompit, tristesse avec les dent. fièvre de 3 mois (quinine, opiac., vins.). En 1881, reprise de fin.	Chancre indurci sur le frein. Adénite non supporte bien deux. Il y a 70 ans.	Conjonctivite.	Après 6 ans.	Histoire, lésions profondes du globe oculaire.	Après 8 ans. Ap. 1 ans.	3e	Trifacial, tic douloureux.	Nuit surtout également.	Respecte par les variations de température, le mouvements, la chaleur, les oscillations intermédiaires.	Quinine, morphine; Lig. de Van Swieten de 1 à 5 cuillerées. Bromure } à K de 0,50. Iodure } Lésions générales.	15 jours.	
Personn. bateau. Personnelle. (Thèse.)	26	Femme.	Couturière.	Névroso-sanguin.	Forte.		Toujours toujours migraines. Fièvre typhoïde à 14 ans; anglé à 15 ans, règles heureuses. Son père était rhumatisant.	Inconnu.	À sa mal à la gorge.	Il y avait environ 10 mois.			7	Trifacial.	Nuit et jour.		Résolutif quinine, sirop de Gibert.	Après 15 jours.	
VIII. Observation. Personnelle. (Thèse.)	79	Homme.	Marchand ambulant.	Névroso-sanguin.	Bonne.		Rougeole, mort d'asthme d'apoplexie, un malentendu nerveux. Vomies dans son enfance. En 1877, gonorrhée) tègre à garrot par les douleurs de la colonne et la soupape. Essérés nostalgiques de la tôle.	Août 1883, abondants iodurés sur le billet ; adénite non supportés.	Roséole traitée par 50 pénétrants de Dupuytren et 20 pil. de Sédillot. Plaques muqueuses à la gorge	Octobre 1883. Décembre 1883.		Après 6 mois, 1er janvier.	7e	Trifacial corrobre infecc. branches associéés au maxillaire inférieur.	Jour très-régulier. Entrée de la mal 7 en à 8 h. du soir énoncements jusqu'à 10 ou 11 h après soutien de 1 ou 2 minutes tous les 1/4 d'heure.	Pression le soulagent.	Pilules de Dupuytren et de Sédillot. Biodid. de Hg et de K 0.50, Iodure de K 10 gr. Eau distillée 300 gr.	Après 15 jours.	
VII. Observation. Personnelle. (Thèse.)	24	Homme.	Étudiant en médecine.	Névroso-bilieux.	Bonne.		Fièvre typhoïde en fév. 1883. Jamais de blennorhagie. Parents ont toujours eu santé excellente.	Mars 1883, chancre induré au prépuce oscillation.	Roséole qui a duré 8 jours, névralgie intercostale, plaques muqueuses à la gorge, nouvelle névralgie en entier. (Branche temporale du trifacial.)	Mai 1883. Juillet 1883. Janvier 1884.		Après 4 mois, juin 1883	7e	Intercostal Sourcil droit Trijumeau	Jour et soir.	Augmentée par déambulation, froid, chaleur, pression maximale, mois. corporelle.	À peu survenir après obituaire et vit eux le revenait depuis 3 semaines, ce que la névralgie apparaît. Chauvei ici le traité 1 gr. d'iod. de K par j., pendant 15). Tolérance complète.	Après 8 jours de névralgie avait disparu.	

www.ingramcontent.com/pod-product-compliance
Lightning Source LLC
Chambersburg PA
CBHW071243200326
41521CB00009B/1601